KB142759

나는 매일 예뻐지고 있다

민혜연의 가인 비책

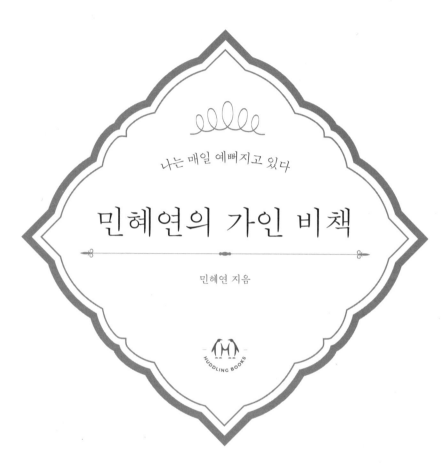

나는 매일 예뻐지고 있다

민혜연의 가인 비책

민혜연 지음

HUDDLING BOOKS

세상에 건강한 아름다움을 외치다

누군가를 만날 때 직업이 가정의학과 의사라고 소개하면 대다수의 사람은 내게 이런 질문을 던진다.

"가정의학과는 무슨 과예요?"

그렇다. 이런 질문을 할 만큼 사람들에게 가정의학과는 다소 생소한 과다. 사실 우리나라에 가정의학과가 생긴 것이 얼마 되지 않을뿐더러, 이름 자체가 의학과는 다소 거리가 멀어 보이는 '가정(family)'이라는 단어가 붙으니 낯설게 느껴지는 것이 어찌 보면 당연한 일일 테다 (실제로 가정의학과의 영문명은 'family medicine'이다). 그렇기 때문에 나는 가정의학과에 대해 질문하는 이들에게 늘 이렇게 대답한다.

"가정의학과 의사는 주치의예요. 아플 때만 보는 의사가 아니라 평상시에도 건강을 관리해주고, 정신적, 신체적 건강을 다 챙겨주는 그런 의사죠."

실제로 나는 이러한 개념에 이끌려 가정의학과를 선택했고, 그 수련 과정이 매우 마음에 들었다. 가정의학과 의사가 되기 위해 내과, 외과는 물론 소아청소년과, 신경과, 산부인과, 비뇨기과, 정신과, 피부과 등 많은 과의 수련 과정을 함께 하기 때문이다. 이를 통해 지속적이면서 통합적이고 포괄적으로 환자에게 접근하는 눈을 기를 수 있다는 점이 무척 매력적이었다.

아픈 환자를 치료하는 일은 매우 중요하고 보람된 일이다. 하지만 한걸음 앞서서 환자가 아예 아프지 않게 할 수 있다면? 질병에 걸리지 않도록 미리 환자의 건강을 관리하고 환자가 잘 살 수 있도록 해줄 수 있다면 그것이 최선 아닐까? 백 세 시대를 넘어 백이십 세의 기대여명을 바라보고 있는 현대 사회에서 아프고 골골대며 장수하는 것이 과연 행복한 삶일까?

사람들은 아프더라도 무조건 오래 사는 것이 아니라 건강하게 하고 싶은 것들을 할 수 있는 노년의 삶을 누리고 싶어 한다. 결국 건강한 삶을 살기 위한 생활 습관, 노력은 현대 사회의 트렌드인 '안티에이징'과 '웰에이징'에 부합한다.

생활 습관은 결국 건강한 아름다움을 만들어준다. 이전에는 미의 기준이 단순히 뚜렷한 이목구비였다면 요즘은 각자의 개성을 존중하면서도 맑게 빛나는 피부, 탄력 있는 보디라인 등을 미의 기준으로 삼는다. 이러한 트렌드는 매우 바람직하다. 단순히 시술로 만들 수 있는 아름다움이 아니라 꾸준한 노력으로 만들 수 있는 아름다움이며, 이런 꾸준한 노력은 내면부터 건강하게 채워준 뒤에 비로소 외면으로 표출될 수 있기 때문이다.

이러한 트렌드에 발맞춰 함께 나갈 수 있는 것이 바로 가정의학과 의사다. 물론 가정의학과의 진료 범위는 매우 넓어서 아픈 환자들을 치료하는 1차 의료의 역할을 하기도 한다. 하지만 내가 주목하는 가정의학과의 역할은 사람들이 아프지 않게, 환자가 되기 전에 그들의 삶을 건강하게 만들어주는 것이다. 그러기 위해 방송이나 잡지, 칼럼, 유튜브 등을 통해 건강한 삶을 위한 생활 습관을 알려주고 질병에 대해 관리하고 예방하는 방법을 알리고자 노력해왔다.

그동안 여러 매체를 통해서 건강에 대해, 피부미용에 대해, 체형과 다이어트에 대해 올바른 인식과 생활 습관을 심어주려고 노력했으나 지식을 전달하는 일에 있어 한계를 느꼈던 것이 사실이다. 아름다움을 위한 생활 습관은 그리 어려운 것이 아니다. 또한, 각각의 주제에 대한 단편적인 것들이 아니라 결국은 하나로 이어지는 포괄적이고 인과성 있는 것들이다. 그런데 이것을 충분히 설명하기에는 시간이, 지면이 한정되어 있었다.

그래서 이 책을 통해 나는 조금 더 포괄적이고 전반적인 지식을 전달하고 싶다. 이 책은 다른 뷰티 서적과는 조금 다를 것이다. 단순히 어떤 팩을 사용하면 미백이 된다, 어떤 음식으로 하루 몇 kcal를 먹어서 살을 빼라 하는 지침서가 아니다. 왜 건강을 챙겨야 아름다움을 얻을 수 있는지, 어떤 원리로 우리 몸이 돌아가고 여기에 필요한 것들은 무엇인지, 건강한 생활 습관 하나로 실질적으로 내가 얻을 수 있는 이득은 무엇인지를 설명한다.

또한, 이 책은 외적으로 보이는 '뷰티'에만 집중하는 것이 아니라 잘 살아가고 잘 늙어가는 '웰에이징'에 집중한다. 그렇다고 중년만을 위한 책은 아니다. '웰에이징'이란 우리가 태어난 순간부터 죽을 때까지 끊임없이 추구해야 하는 개념이니까.

결론적으로 이 책을 읽는 독자들은 내 몸 그 자체를 이해하고, 본인의 생활을 파악할 수 있을 것이다. 그래서 모두에게 똑같은 일괄적인 지침을 알려주는 것이 아니라 각자에게 맞는 건강, 각자에게 맞는 아름다움을 똑똑하게 찾아갈 수 있도록 해줄 것이다.

현재의 행복은 현재의 건강과 현재의 삶이 결정한다. 미래 역시 현재의 삶을 통해 만들어진다. 조금 귀찮더라도, 조금은 버겁더라도 지금 내가 만드는 나의 습관이 현재를, 나아가 나의 미래를 만들 것이다. 알아도 나의 선택으로 잘못된 삶을 사는 것과 몰라서 잘못하고 건강을 버리는 것은 다르다. 우리는 일단 건강을 위한 지식을 배워야 한다. 알고 있지만 실천하지 못하다고 해도, 머릿속에서는 이러면 안 된다는 위험신호를 보내고 결국은 바른 생활습관을 지닐 수 있는 동기가 된다.

그런 의미에서 이 책은 독자들의 건강한 삶을 위한 동기가 되어주고 길라잡이가 되어줄 것이다. 다이어트에 지쳐서 그만 놔버리고 싶을 때 내가 왜 다이어트를 해야 하는지, 그리고 어떻게 다이어트를 하는 것이 좋은지 자세하게 알려준다. 식단만, 운동만 알려주는 것이 아니라 수면부터 시작해서 어떤 생활 패턴을 갖고 어떠한 바이오리듬을 유지하는 것이 좋은지, 그걸 위해 어디서부터 시작하는 것이 좋은지를 알려주는 안내서의 역할을 해줄 것이다. 일상에 지쳐서 더 이상은 일하기 싫고 번아웃이 올 때 내 몸 어디가 지친 것인지, 어떤 습관이 나를 더욱 지치게 하고 에너지를 고갈시키는지 알려주고 이것을 교정하기 위한 방법도 알려준다.

이 책이 건강하고 아름다운 삶을 위해 꼭 필요한 길라잡이가 되기를 소망한다. 유독 피부가 탄력이 떨어지고 칙칙해 보일 때도 화장품이나 팩으로 임시방편을 세우기보다는 이 책을 통해 이너 뷰티에 대한 방법을 배워 건강한 아름다움을 차곡차곡 쌓아가길 기원한다. 그리고 마침내 내면과 외면이 모두 반짝반짝 빛나는 사람이 되기를 바란다.

chapter 1

당신을 아름답게
변화시킬 습관

01
진정한 아름다움은
건강한 습관에서 찾아온다

인간은 누구나 아름다워지기를 욕망한다. 하지만 아름다움의 기준은 각자 다르다. 아름다워지고자 하는 욕망과 그에 따른 노력은 모두 존중되어야 하지만, 그러기 위해서는 제대로 된 기준과 목표를 잡는 것이 무엇보다 중요하다. 단순히 외적인 아름다움만 추구하다가는 내적인 아름다움, 즉 건강을 잃고 결국은 외적인 아름다움도 유지할 수 없기 때문이다.

아름다움이라고 하면 흔히 외적인 부분만 떠올리기 쉽다. 이것을 가꾸는 데는 약간의 시술이나 화장 같은 눈속임으로도 충분하다고 생각할 수도 있다. 그러나 진정한 '미(美)'는 내적 아름다움으로부터 시작한다.

여기서 이 내적 아름다움은 진정한 건강을 의미한다. 나의 건강과 외면은 밀접하게 연관되어 있다. 병원에서 의사가 환자를 처음 만날 때 '시진', 즉 눈으로 환자의 건강을 확인하는 것도 그런 이유에서다. 그래서 아름다움의 기준을 그냥 아름다움이 아니라 건강한 아름다움으로 두기를 주장한다.

예를 들어보자. 간 건강이 좋지 않은 사람은 피부와 눈의 공막(흰자)에 황달이 생기거나 가려움증이 심해진다. 당뇨가 있는 사람은 피부가 매우 건조하고 가려움증을 느끼며 목뒤나 겨드랑이, 팔 안쪽 등에 색소침착이 발생한다. 또한, 피부가 두껍고 울퉁불퉁해지며 주름이 심하게 지기도 한다.

이렇게 특별한 질환까지는 아니더라도 장이 좀 안 좋거나 배변 상태만 좋지 않아도 피부에 트러블이 발생한 경험은 누구나 있을 것이다. 그렇기 때문에 아름다움을 추구하고 아름다워지도록 노력하려면 그 목표를 단순히 성형 수술이나 미용 시술이 아니라 속부터 건강하게 바뀌는 생활 습관을 유지하는 데 중점을 두는 것이 좋다.

실제로 피부 탄력을 책임지는 콜라겐은 피부에만 있는 것이 아니라 안구, 머리카락, 연골, 뼈, 근육 등 각종 장기에 분포해 있다. 피부 탄력을 위해 피부에만 콜라겐을 재생시키는 시술을 받는다고 해도, 몸속 전체의 콜라겐이 부족하다면 시술 효과를 크게 기대할 순 없을 것이다.

반면에 우리 몸 안에 있는 콜라겐 자체를 채우고 지키는 생활 습관을 들인다면 피부의 탄력은 물론이고 뼈 건강이나 혈관 건강까지 함께 챙겨서 안팎으로 더욱 빛나는 아름다움을 얻을 수 있다. 바꿔 말하면, 지금 나의 모습은 결국 나의 생활 습관이 쌓인 결과라고도 볼 수 있는 것이다.

02
지금 나의 모습은
내가 만든 것이다

　잘못된 생활 습관으로 인해 가장 먼저 눈에 띄게 변하는 것이 바로 체중이다. 간혹 TV에서는 몸무게가 늘고 늘어 과체중이 되다가 결국 비만이 되는 것이 호르몬 때문이라고 말하기도 한다. 또 다른 프로그램에서는 장내 세균 때문이라고 한 적도 있을 것이다. 모두 틀린 말은 아니다.

　우선 호르몬에 대해 이야기해보자. 비만의 원인은 다양하고 배고픔과 식욕을 관장하는 호르몬(렙틴, 그렐린)이나 지방분해를 촉진하는 호르몬(아디포넥틴)의 불균형은 그중에서도 중요한 원인으로 손꼽힌다. 그런데 이 호르몬의 불균형은 왜 생긴 걸까? 불규칙한 생활 패턴, 특히 수면 부족 또는 수면 장애나 인스턴트 음식, 당 함량이 높은 음식을 무분별하게 먹으면서 편하게 산 대가다.

　장내 세균은 또 어떨까? 장내 세균의 균형이 맞지 않아 유해균이 득세한다면, 같은 음식을 먹어도 지방으로 흡수 및 전환이 더 잘 되기 때문에 살이 찌기 쉽다. 그런데 그 장내 세균의 균형은 왜 깨진 것일까? 유익균이 좋아하는 식이섬유 대신 유해균이 좋아하는 단순당을 더 많이 먹어서 발생하는 일이다.

비만의 원인으로 지목받는 호르몬과 장내 세균 사이에는 '잘못된 생활 습관'이라는 공통점이 존재한다. 물론 유전적인 요인과 같이 본인의 의지나 생활 습관과는 상관없는 상황도 있을 수 있지만, 대다수의 원인은 나의 생활 습관이 누적되어 만들어진 결과라는 것이다.

"비만은 잘못된 생활 습관이 원인일 수 있다지만, 피부는 좀 다르지 않나요?" 이러한 의문을 제기하는 이가 분명 있을 것이다. 하지만 과연 그럴까?

거울을 보았을 때 얼굴이 전체적으로 얼룩덜룩하고 칙칙해 유독 피부 톤이 좋지 않게 느껴질 때가 있을 것이다. 그럴 때 우선 내가 얼마나 열심히 자외선 차단제를 발랐는지 체크해보자. 외출을 하건, 하지 않건 매일매일 얼굴과 목, 손등에 자외선 차단제를 열심히 발랐는가? 2~3시간에 한 번씩 자외선 차단제를 덧발라주었는가? 물은 충분히 마셨나?

피부 트러블이 많이 나는 타입은 또 어떨까? 귀가 후에 클렌징은 제대로 했는지, 술 마시고 들어와서 피곤하다는 핑계로 화장도 지우지 않고 바로 잠자리에 들진 않았는지 곰곰이 생각해볼 필요가 있다.

중년이 되지도 않았는데, 유독 목주름이 진한 사람의 경우도 생활 습관을 면밀히 살펴봐야 한다. 매일 핸드폰을 본다고 목을 구부정하게 구부리고 있지는 않은지, 공부나 일을 하면서 책상의 높이와 모니터의 높이를 적절하게 맞추어 사용하고 있는지, 소파나 침대에 누워서 TV를 볼 때 팔을 괸다거나 높은 쿠션이나 베개를 사용한 것은 아닌지 생각해보자.

귀찮다고 번번이 빼먹은 자외선 차단제가, 피곤하다며 내버려둔 메이크업 잔여물이, 지금 당장 편하자고 아무렇게나 유지했던 잘못된 자세가 모이고 모여 나의 아름다움을 망치고 있다.

03
잘못된 습관으로
나타날 수 있는 증상들

그렇다면 잘못된 습관들로 나타날 수 있는 문제가 체중 증가와 피부 트러블이 전부일까? 안타깝게도 그렇지 않다.

①**부기** 하루하루 변화하는 체중에 민감한 사람들이 많다. 유난이라고 생각할 수도 있겠지만, 매일매일 컨디션에 따라 1~2㎏ 이상의 체중 변화가 있다면 체중에 예민해질 수밖에 없다.

이렇게 체중 변화가 심한 사람들의 특징은 체중이 많이 나가는 날 단순히 몸만 무거워지는 것이 아니라 피로감을 같이 느낀다는 것이다. 그뿐만이 아니라 가끔은 손발이 저리기도 하고, 피부 또한 평소와 달리 푸석거릴 때도 있다.

특정한 질병이 없는 일반적인 경우라면 살이 매일매일 몇 ㎏씩 쪘다가 빠질 수는 없다. 이런 경우는 지방의 문제가 아닐 때가 더 많다. 근본적인 원인은 바로 부종! 즉, 수분이 문제라는 것이다.

'부종'은 조직 내에 림프액이나 조직의 삼출물 등의 액체가 고여 과잉 존재하는 상태를 의미하는 용어다. 쉽게 말해서 체액이 있어야 할 곳을 벗어나 다른 조직에 고여 있는 상태라는 뜻이다.

부종의 원인은 매우 다양하다. 심장, 간, 신장이나 갑상샘 등의 질병 때문일 수 있다. 또는, 항우울제나 고혈압약, 호르몬제, NSAID(비스테로이드성 소염진통제)와 같은 약물 때문에 생기기도 한다. 하지만 앞서 말한 것처럼 이러한 병적인 요인들이 없는데도 건강한 사람이 자주 붓는다면 식습관이나 생활 습관에 문제가 있을 가능성이 높다.

좀 더 자세히 살펴보자. 방금 언급한 양상의 부종은 주로 림프계 이상으로 발생하는 림프부종을 말한다. 림프계는 전신에 뻗어 있는 림프 관련 조직을 통칭하는 말이다. 정리하면 다음과 같다.

< 림프 관련 용어 정리 >

림프계
우리 몸에 뻗어 있는 림프 관련 조직을 통칭

림프절	림프관	림프액
전신에 뻗어 있는 림프관이 만나서 모이는 지점을 뜻한다. 림프절은 우리 신체에 약 800개 정도 존재하며, 목과 겨드랑이, 사타구니, 아랫배 등이 대표적이다.	쉽게 말해서 림프액이 이동하는 통로라고 할 수 있다.	면역 항체를 운반해 세균 바이러스를 방어할 뿐만 아니라 체액의 균형을 유지하는 물질을 말한다.

이러한 림프 순환 작용에 문제가 생기면 정체된 림프액이 빠져나와 몸속 조직에 쌓여 부종을 일으킬 수 있다. 주로 한 자세로 오랫동안 서 있거나 피로하면 림프액이 조직으로 빠져나와 얼굴, 손발, 눈가 등 몸 곳곳이 붓는 경우가 많다. 특히 장시간 서 있으면 체액이 하체로 몰리고, 혈액 속 수분이 림프관으로 이동해 넘치게 되면 수분이 림프관을 빠져나와 세포와 세포 사이 간질 조직에 축적되면서 다리가 붓기 쉽다.

아침저녁으로 체중 차이가 크거나 오전에는 잘 맞던 신발이 오후가 돼서 꽉 낀다면 내가 한 자세로 너무 오래 머물러있지는 않은지 확인해봐야 한다. 직업상 어쩔 수 없다면 앉아있는 자세나 서 있는 자세에서 발목만 까닥까닥 움직이는 까치발 스트레칭만 해줘도 많이 호전될 수 있다. 아니면 화장실 갈 때만이라도 전신을 활짝 피고 종아리 근육을 풀어주는 스트레칭을 해주는 것도 좋다.

반대로 아침에 일어났을 때 잘 붓는다면 식습관이 문제일 수 있다. 체내 수분 대사를 관장하는 가장 중요한 성분 중 하나는 나트륨인데, 이 나트륨 때문에 삼투압 현상이 발생할 수 있다.

'삼투압'이란 물이 농도가 낮은 곳에서 높은 곳으로 이동할 때 생겨나는 압력을 뜻한다. 인체는 이러한 삼투압 현상에 의해 수분을 이동시키기 때문에 지나치게 짜고 기름진 음식을 좋아한다면 오전에 부어 있을 확률이 높다. 또한 소화가 다 이루어지지 않은 상태에서 자는 것도 아침 부종을 유발할 수 있으니 야식을 좋아하거나 너무 늦게 밥을 먹는 습관이 있다면 개선하는 것이 좋다.

② **각종 피부 문제** 앞서 말했듯이 피부도 잘못된 습관으로 문제가 생기기 쉽다. 대수롭지 않게 여겼던 작은 습관이 트러블이나 염증을 발생시킬 수 있고, 그로 인해 진한 흉터가 생기거나 예상치 못한 주름이 생길 수도 있다.

우리가 흔히 시행하는 문제적 습관은 바로 손으로 얼굴을 만지는 것이다. 깨끗하지 않은 손으로 얼굴을 자주 만지는 습관은 피부 트러블을 쉽게 유발한다. 특히 이런 습관이 있는 사람들은 본인도 모르게 얼굴에 난 여드름이나 트러블을 뜯어내기도 해서 색소 침착과 파인 흉터까지 덤으로 얻기도 쉽다.

다른 곳은 괜찮은데 유독 헤어라인이나 목 뒤쪽으로 트러블이 자주 생긴다면 샴푸나 컨디셔너를 확인해보는 것도 좋다. 피부에 자극적인 계면활성제가 들어 있을 수 있고, 아니면 헹굼 단계에서 샴푸나 컨디셔너를 제대로 씻어내지 않아서 생기는 문제일 수도 있다.

화장을 하는 여성분들이라면 화장품의 유통 기한이나 사용 방법도 확인해봐야 한다. 보통 피부에 트러블이 생기면 기초화장품만 확인하는 경우가 많은데, 색조 화장품이 오염돼서 피부 트러블을 유발할 때도 많다. 파우더 형태가 많은 색조 화장품은 건조하다 보니 유통 기한이 따로 없을 것이라고 생각하기 쉽다. 하지만 가루 형태라고 하더라도 손이나 도구를 통해 오염되기 쉽고 특히 피지와 엉켜 균이 자랄 수 있기 때문에 개봉 후 1~2년이 지나면 폐기해야 한다.

크림 제형이나 리퀴드 제형은 균이 자라기 쉬워 더욱더 철저한 관리가 필요하다. 이런 제형은 깨끗한 스패출러로 떠서 사용해야 하고 층이 분리되었다면 성분의 변성이 온 것이므로 바로 버려야 한다.

책상에 앉아있을 때 턱을 괴는 습관은 얼굴의 비대칭을 유발하고 특히 턱을 괸 쪽의 팔자 주름을 깊어지게 할 수 있다. 옆으로 누워서 잠을 자는 습관도 얼굴을 비대칭으로 만들고, 나아가 어깨나 척추, 골반의 비대칭도 유발할 수 있다. 빨대를 자주 사용하는 습관은 입가, 특히 인중의 주름을 악화시켜서 좀 더 늙어 보이는 인상을 만들기도 한다. 높은 베개를 사용하거나 고개를 숙이고 핸드폰이나 컴퓨터를 하는 습관은 이중 턱과 굵은 가로 목주름을 만들기 좋다.

식습관 역시 중요하다. 물을 많이 마시지 않는다거나 물 대신 커피나 차, 단 음료를 자주 마시는 습관은 만성 탈수를 유발해서 피부를 푸석하고 탄력 없게 만들 수 있다. 단 음식을 많이 먹거나 포화지방산이 많은 음식을 먹으면 만성 염증을 유발하고 피지분비를 촉진시켜 여드름이나 염증이 생기기도 쉽다.

③ **면역력 및 체력 저하** 잘못된 생활 습관으로 얻게 되는 심각한 문제 중 하나는 면역력 저하일 것이다. 면역력이란 세균, 바이러스와 같은 외부 유해 성분에 대항하여 적절한 방어를 하는 인체의 방어 능력을 뜻한다. 면역력을 담당하는 인체의 주요 기관이나 세포들이 제대로 된 영양 공급을 받고 신호 전달을 받아야 정상적인 면역 기능이 가능하다.

그러나 잘못된 생활 습관으로 인해 면역 기관들이 제 기능을 하지 못하면 체력 저하, 만성 피로는 물론 각종 감염성 질환이나 질병을 얻게 되기 쉽다. 면역력이 방어하는 인자는 세균이나 바이러스뿐 아니라 인체 내 암세포 등과 같은 비정상 세포에도 작용하기 때문에 만성적인 면역력 저하는 암도 유발할 수 있다.

면역력을 떨어뜨리는 대표적인 잘못된 생활 습관은 운동 부족이다. 특히 햇빛을 보면서 야외에서 운동하는 것이 중요한데, 규칙적인 운동이 면역 기관의 활성화는 물론 에너지 대사를 촉진해서 면역력 향상에 도움이 되기 때문이다. 게다가 적절한 햇빛은 비타민D 같은 영양 성분, 세로토닌과 같은 신경전달물질, 멜라토닌과 같은 호르몬의 분비를 촉진해서 정상적인 면역 시스템이 가동될 수 있도록 돕는다.

면역력을 떨어뜨리는 또 다른 잘못된 생활 습관으로 과음과 흡연도 빼놓을 수가 없다. 알코올과 담배는 암의 주요 원인으로도 꼽히는데 특히 담배에는 수십 종의 발암 물질과 그 이상의 독성 물질을 포함하고 있고 중독성까지 있어 이런 유해 물질에 만성적으로 노출되면 매우 위험하다. 이런 독성 물질들은 세포 단위의 변이를 유발하고 세포 손상을 촉진한다. 특히 면역계에 작용해서 면역력을 떨어뜨리기 때문에 호흡기 감염은 물론이고 만성 염증으로 인한 대사성 질환, 심혈관질환의 위험성까지도 높이게 된다.

알코올 역시 우리 몸에서는 독성 물질로 인지한다. 따라서 많이 섭취하면 해독 기관인 간의 손상을 유발해서 피로감을 유발하고 만성적으로는 심각한 면역력의 저하로 간염이나 간경변 등의 질병까지도 초

래할 수 있다. 특히 최근 들어 코로나로 인해 혼자 술을 마시는 이른바 '혼술' 문화가 유행하는데, 이러한 '혼술'은 한 번에 마시는 알코올의 양은 많지 않으나 거의 매일 자주 마신다는 점에서 간의 피로도를 높여 면역력을 떨어뜨리기 더 좋으니 주의해야 한다.

잘못된 식습관도 면역력을 떨어뜨릴 수 있다. 현대인에게는 면역 세포로 에너지를 잘 전달하기 위해서 고열량의 음식보다는 에너지 대사에 꼭 필요한 미세 영양소들이 더 중요하다. 각종 비타민이나 무기질들이 있어야 정상적인 에너지 대사 회로를 돌릴 수 있고, 면역세포들과 기관이 적절하게 일할 수 있는데 이런 미세 영양소들은 주로 신선 식품들에 많이 함유되어 있다.

하지만 바쁜 현대인들은 신선 식품보다는 주로 간편한 가공식품이나 인스턴트 음식들을 많이 찾고 그래서 이런 미량의 미세 영양소들이 결핍되어 있는 경우가 많다. 따라서 의식적으로라도 과일이나 채소를 많이 먹으려는 노력이 필요하다.

④ 비만 비만은 WHO에서 일찍이 21세기 신종 전염병으로 지정한 바 있다. 그만큼 현대 사회에서 빠르게 증가하고 있는 질병이자 많은 문제를 초래하는 질병이기도 하다. 비만이 생활 습관병이라는 것은 논쟁의 여지가 없을 것이다.

지나치게 높은 열량의 음식물 섭취, 활동량과 운동량의 감소는 체중 증가를 부르고 비만을 유발한다. 특히 스트레스가 많은 직장인들은 이

스트레스를 좀 더 바람직한 취미(예컨대 운동 같은 활동적인 취미)로 풀지 못하고 먹을 것으로 풀려는 경향이 강하다.

스트레스를 받게 되면 우리 몸에서는 평소보다 더 자극적인 음식을 찾게 된다. 특히 좀 더 짜고 맵고 기름진 음식을 찾으려고 한다. 게다가 스트레스 호르몬이라고도 알려진 '코르티솔'은 지방의 저장을 더욱 늘리고 세로토닌 수치는 낮춰 음식을 어느 정도 먹어도 포만감을 느끼지 못하고 폭식과 과식을 유도한다.

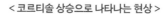

< 코르티솔 상승으로 나타나는 현상 >

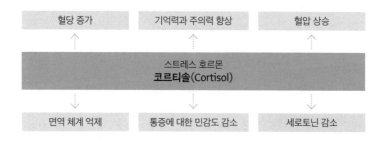

최근 유행하는 '먹방'도 비만의 유병률을 늘리는 데 한몫했다. 개인 방송을 하는 사람들이 맵고 자극적인 음식을 한 번에 10인분씩 먹는 모습을 보면 배고프지 않아도 괜히 배달 음식을 시키게 된다. 게다가 건강식보다는 자극적인 음식들 위주로 먹방을 하다 보니 덩달아 이런 음식을 찾는 사람들이 늘어나기도 했다.

특히나 코로나 시국에서는 외출이 줄고 배달 음식이 늘면서 이런 악순환에 빠진 사람들이 많다(실제 통계청에서 발표한 바에 따르면 코로나 이후로 대한민국 국민의 비만율이 최대치를 기록했다고 한다). 한번 깨진 식습관은 식욕을 관장하는 렙틴이나 그렐린과 같은 호르몬의 균형을 깨뜨려서 점점 더 과식하게 만든다.

이렇게 과도하게 섭취한 열량은 지방의 형태로 우리 몸에 저장돼서 나를 더 살찌우게 만든다. 살만 찌는 것이 아니다. 지방은 다른 호르몬이나 염증 매개 물질들을 분비하기 때문에 내 몸에 인슐린 저항성을 키우고 만성 염증 상태로 만들어 고혈압, 당뇨, 고지혈증과 같은 대사성 질환들을 유발한다.

많이 먹은 만큼 많이 움직이면 되지 않냐고? 틀린 말은 아니다. 그러나 우리가 쉽게 섭취하는 음식의 열량과는 다르게 운동으로 그 열량을 소비하는 것은 결코 쉬운 일이 아니다. 스트레스 받아서 먹은 매운 떡볶이 1인분(300~500g)의 열량은 500~800$kcal$ 정도인데 이를 운동으로 빼려면 50~60kg 여성 기준 2시간 이상 걸어야 하고, 50~70분 이상 뛰거나 실내 자전거를 2시간 가까이 타야 한다(그것도 시속 19km/h 이상의 중등도 이상의 강도로!). 잘못된 생활 습관, 그중에서도 과식과 폭식을 하는 식습관은 분명 비만을 부른다.

⑤ **기타 증상** 잘못된 생활 습관이 불러올 수 있는 증상들은 이뿐만이 아니다. 스마트폰을 보거나 컴퓨터 작업이나 공부를 할 때 지나치게 고개를 숙이고 하는 자세는 거북목을 유발함과 동시에 목과 어깨의 통증을 발생시키는 것은 물론 이중턱을 만들기도 한다. 앉아있을 때 다

리를 꼬는 자세 역시 골반을 틀어지게 하고 척추에도 무리를 줘서 허리 통증과 다리 저림, 하체 부종 등을 유발할 수 있다. 밤에 어두운 조명에서 스마트폰을 보는 습관이 눈 건강을 해치고 수면 장애를 불러오기도 한다. 피곤해서 잠을 깨려고 매일매일 마신 커피가 두통을 유발할 때도 더러 있다.

내 몸에 좋은 습관을 만들겠다고 노력했는데 반대로 몸이 망가지는 경우도 있다. 규칙적인 운동이 중요하다고 해서 없는 시간을 쪼개 밤에 잠들기 전 헬스장에서 열심히 운동했는데 오히려 수면의 질이 떨어져 만성 피로에 시달릴 수도 있다. 부종을 잡고 근육을 풀어주겠다고 너무 센 강도로 괄사를 문지르다가 점상출혈이나 피부염이 생겨서 병원을 찾는 사람들도 있다. 마사지 건으로 뭉친 근육을 풀다가 오히려 건염이 생기기도 한다.

잘못된 생활 습관으로 문제가 생기는 경우는 이처럼 무수히 많다! 나의 몸과 마음을 아름답게 가꿀 수 있는 생활 습관은 사실 한 끗 차이로 몸과 마음을 망가뜨릴 수도 있는 것이다. 그래서 우리는 본인의 생활 습관을 잘 알아야 하고, 새로운 습관을 만들 때 꼭 전문적인 지식과 조언이 필요하다.

04
일주일 생활 패턴
알아보기

더욱더 건강한 삶을 위해 잘못된 습관을 버리고 올바른 습관을 들여야 하는 것이 사실이지만, 오랫동안 유지해온 습관들을 단번에 고쳐나가는 것은 현실적으로 너무 어려운 이야기다. 그렇기 때문에 먼저 자신의 생활 패턴을 파악해야 한다. 잠은 어떻게 자는지, 생활은 어떻게 하고 어떤 것들을 먹는지 등을 살펴본 뒤 개선해 나가야 할 습관들에 우선순위를 매기는 것이 좋다.

생활 패턴 체크 노하우

'나를 알고 적을 알면 백전백승'이라는 말에 따라 자신의 생활 패턴을 파악하려고 해도 어떤 부분을, 어떻게 체크해야 할지 몰라 당혹스러울 때가 있다. 그럴 때 전반적인 생활 패턴을 수면 습관, 식습관, 생활 습관, 그리고 운동 습관 총 4가지 카테고리로 나눠 살펴보는 것을 추천한다.

먼저 수면 습관에 대해 살펴보도록 하자. 생각하는 것보다 수면의 질을 파악하는 것은 쉽지 않다. 단순히 수면 시간이 길다고 수면의 질이 좋은 것이 아니기 때문이다.

그렇다면 어떻게 해야 수면의 양뿐만 아니라 질까지 파악할 수 있을까? 스마트워치가 있다면 간편하게 알아볼 수 있겠지만 스마트워치가 없더라도 너무 걱정할 필요는 없다. 본인이 잠드는 시간과 일어나는 시간, 그리고 아침의 컨디션, 꿈을 꿨는지 여부를 규칙적으로 기록해보자. 일주일의 기록만으로도 수면 시간을 파악할 수 있고, 좀 더 규칙적으로 잠자려고 하는 의지가 생길 것이다. 여유가 된다면 일주일에서 멈추지 말고 한두 달 정도 꾸준히 기록해보자. 기록이 길어지면 나의 적정 수면 시간까지도 알 수 있다.

일반적으로 적정 수면 시간은 7시간 내외이지만 개인차가 있어서 6시간을 잤을 때 컨디션이 가장 좋은 사람이 있고, 8시간을 자야 다음날 피로가 풀린다고 하는 사람도 있다. 꾸준히 나의 수면 패턴과 특징적인 증상이나 컨디션을 기록해본다면 전문 장비가 없어도 적정 수면 시간, 특히 적정 기상 시간을 파악할 수 있다.

두 번째로 중요한 것은 식습관이다. 내가 매일매일 먹는 음식들을 다 기록하는 것은 사실 쉬운 일은 아니다. 하나하나 식습관 다이어리를 쓰는 것이 어렵다면 음식 사진이라도 찍어두자. 내가 매일 먹는 음식들을 하나씩 리뷰를 하다 보면 지나치게 기름진 음식을 많이 먹는다든지, 너무 매운 음식들을 먹는다든지, 간식이나 디저트를 많이 먹는

다거나 또는 과일이나 채소 같은 신선 식품을 적게 먹는 등의 잘못된 식습관을 파악하기도 쉬워진다. 물론 먹는 양도 같이 확인 가능하니 일석이조다.

식습관을 파악할 때는 반드시 중간에 먹는 간식이나 음료도 같이 확인해야 한다. 아무 생각 없이 먹는 간식이나 음료가 생각보다 높은 열량을 차지하기도 한다. 더불어 음수량도 중요하기 때문에 물을 마시는 횟수나 양도 같이 기록한다면 더욱 좋겠다.

음식의 종류와 양도 중요하지만, 식사 시간도 중요하다. 몇 시에 음식을 먹어서 얼마 동안 식사를 했는지도 같이 기록해두자. 규칙적인 시간에 식사를 하는 것과 충분한 시간에 걸쳐서 식사를 하는 것 역시도 매우 중요한 식습관에 포함된다. 규칙적인 식사 시간은 우리 몸의 호르몬의 균형을 찾는 데 도움이 된다. 천천히 식사를 하게 되면 포만감을 관장하는 렙틴 호르몬이 충분히 나와 과식을 방지하는 데도 좋다.

또한 음식을 먹고 두드러기가 생기거나 속이 쓰리거나 복부 팽만감과 같은 불편감이 있었다면 그것 역시 기록해두자. 나에게 맞는 음식, 맞지 않는 음식을 알아두면 식단을 짜기도 쉬워진다.

수면과 식습관을 파악했다면 이제는 생활 습관도 살펴봐야 한다. 생활 습관은 말 그대로 우리가 생활하면서 소소하게 시행하고 있는 모든 행동들을 말한다. 아침에 일어나서 씻고, 출근하고, 집에 돌아와 하루를 마무리하는 모든 것들을 짧게라도 기록해두는 것이 좋다. 예를 들어볼까?

- 일주일에 샤워는 몇 번 하는가?

- 샤워를 할 때는 아침과 저녁 중 언제 하는가?

- 출퇴근은 자차와 대중교통 중 무엇으로 하는가?

- 걷는 동안 스마트폰을 계속 쳐다보고 있지는 않는가?

- 짧은 거리를 갈 때도 택시를 타지는 않는가?

- 회사에서 일을 할 때 별도의 스트레칭 없이 같은 자세로
  2~3시간 이상 앉아있지는 않는가?

- 퇴근 후 바로 씻는 편인가?

- 별도로 피부 관리를 하고 있는가?

- 홈 케어를 한다면 무엇을 하는가?

- 집에 오면 침대나 소파에 계속 누워있는 편인가?

- 집에서 꾸준히 복용하고 있는 영양제가 있다면 무엇인가?

이처럼 아주 사소한 것까지 하나하나 적다 보면 나의 생활 습관을 단번에 파악할 수 있을 것이다.

생활 습관까지 파악한 후 마지막으로 운동량을 체크하고 적절한 운동량을 계산해야 할 때다. 운동 습관은 스마트폰의 애플리케이션을 활용할 것을 추천한다. 요즘은 스마트폰 자체적으로 운동을 체크할 수 있는 애플리케이션이 탑재된 경우가 많다. 예를 들어 삼성 스마트폰에는

'S-health'라는 애플리케이션이 기본적으로 탑재되어 있는 것을 확인할 수 있다.

이러한 애플리케이션의 도움을 받아 일단은 본인의 운동량, 또는 활동량을 먼저 파악하는 것이 좋다. 규칙적인 운동을 하고 있는 사람이라면 본인의 몸무게와 운동의 종류, 운동 시간을 입력하면 소모된 열량이 계산된다(스마트워치까지 있다면 운동 중 심박수가 측정되기 때문에 운동 강도까지 확인할 수 있다).

특별히 운동을 하고 있지 않다면 활동량을 체크하기 위해서 걸음 수를 확인해보자. 요즘은 화장실을 갈 때도 스마트폰을 손에서 놓지 못하는 사람들이 많기 때문에 스마트폰 애플리케이션만 잘 활용해도 만보계처럼 걸음 수를 비교적 정확하게 확인할 수 있다.

하루에 5천 보 이하로 걷고 있다면 지나치게 비활동적이라고 볼 수 있다. 이런 경우 대사성 질환의 위험도가 증가하기 때문에 의식적으로라도 5천 보 이상은 걷도록 노력하는 것이 좋다. 자기관리를 위해서는 하루 만 보 이상은 걸을 것을 추천한다. 밖을 돌아다니지 않더라도 제자리걸음이나 스텝퍼 같은 실내운동을 통해서라도 몸을 움직이는 것이 좋다.

운동을 아예 하지 않는 사람들도 이렇게 본인의 활동량을 눈으로 확인하면 좀 더 활동량을 늘리려는 의욕이 생길 것이다. 이때 목표를 너무 크게 잡을 필요는 없다. 이 주일 동안 1천~2천 보 정도 늘리는 것을 목표로 조금씩, 조금씩 활동량을 늘리다 보면 걷기 운동을 할 수 있을 정도의 체력이 생기고 이후로는 15분씩 걷기, 30분씩 걷기, 인터벌 강도로 걷기 등 운동량을 점차 늘려갈 수 있을 것이다.

< 스스로 적어보는 생활 습관 체크 리스트 >

수면 습관	생활 습관	식습관	운동 습관
ex) 저녁 12시 취침	ex) 짧은 거리도 택시를 탄다	ex) 저녁 8시 이후 야식을 먹는다	ex) 일주일에 한 번 산책을 한다

민혜연의 나를 위한 건강한 하루 루틴

환자들에게 말로만 진찰하는 의사가 아닌 몸소 실천하고 본보기가 될 수 있는 의사가 되고 싶었다. 그러기 위해서 내 몸부터 건강하게 챙기기 시작했다. 이러한 노력들이 습관이 되고, 여러 노력이 모여 어느덧 나만의 하루 루틴이 완성되었다. 내 몸을 위한, 건강하고 아름다운 삶을 위한 습관을 들이고 싶지만, 어디서부터 어떻게 해야 할지 몰라 답답해하는 이들을 위해 나만의 하루 루틴을 살짝 공개한다.

◆ **AM 07:00 기상** 많은 이에게 규칙적인 수면이 중요하다고 강조하는 만큼 나 역시 매일 비슷한 시간에 취침 및 기상을 하려고 노력한다. 일반적으로 아침에 눈을 뜨는 시간은 오전 7시! 일어나자마자 두 팔을 위로 쭉 뻗어 간단한 스트레칭을 해서 밤새 굳은 몸을 살짝 풀어준다. 그리고 가볍게 가글을 한 뒤 미지근한 물 한 잔과 유산균을 먹으며 아침 운동을 준비한다.

TIP 수면을 취하는 동안 우리 몸은 다음 날 활동할 것을 대비해 활발히 정비 작업을 진행하는데, 이때 수분 손실이 일어난다. 그렇기 때문에 아침에 일어나자마자 물 한 잔을 마셔 몸속에 수분을 보충해줘야 한다. 하지만 이때 찬물을 마신다면 오히려 위장 장애가 발생할 수 있다는 사실! 아침 공복 시에는 찬물 대신 미지근한 온도의 물을 마신다면 수분 보충은 물론이거니와 노폐물 배출과 혈액순환, 신진대사를 원활하게 하는 효과까지 얻을 수 있다.

◆ **AM 7:30 아침 운동** 아침을 먹기 전에 반드시 공복 상태에서 운동한다. 유산소 운동과 가벼운 근력 운동 그리고 마무리 스트레칭까지 시행하면 보통 한 시간에서 한 시간 반 정도 소요된다. 운동이 끝나면 단백질 보충제로 아침을 대신하며 허기진 배를 잠시 달랜 후 샤워하고 출근 준비를 서두른다.

TIP 근육량을 늘리기 위해 운동을 할 때는 질 좋은 단백질의 보충이 필수다. 운동으로 인해 손상된 근섬유를 회복시키는 과정에서 필수 아미노산과 단백질이 필요하고 이것들이 제대로 공급되어야 근육의 회복은 물론이고 근육량의 증가를 기대할 수 있기 때문이다.

◆ **AM 10:00 오전 업무 시작** 병원 진료 시간이 오전 10시부터기 때문에 그보다 일찍 도착해 업무 준비를 한다. 오전 10시가 되면 환자들을 살피고 틈틈이 물을 마셔 부족할 수 있는 몸속 수분을 채워준다. 장시간 앉아만 있는 것은 금물! 자칫 잘못하면 다리가 부을 수 있으니 진료 시간 중간 중간 자리에서 일어나 간단한 스트레칭도 실행한다.

TIP 격한 움직임이 아니라도 가벼운 스트레칭을 하거나 자세를 바꿔주는 것만으로도 관절에 무리가 가는 자세로 골격이 틀어지는 것을 예방하고 대사성 질환의 위험도도 낮출 수 있다.

◆ **PM 13:00 점심 식사** 점심시간이 따로 있지 않은 터라 진료 사이에 가볍게 30분 정도 밥 먹는 시간을 갖는다. 보통 1시에서 2시 사이라고 볼 수 있다. 메뉴는 간단하다. 출근 전 집에서 챙겨온 고구마나 그릭 요거트, 반숙란, 빵 등을 점심으로 먹는다. 영양소를 고루 섭취해야 하기 때문에 샐

러드나 과일도 필수!

TIP 빵을 먹을 때는 일반 빵보다는 통밀로 만든 빵이나 단백질 빵 등 당지수가 낮고 당의 함량 또한 낮은 탄수화물을 주로 선택한다.

◆ **PM 14:00 오후 업무 시작** 간단히 점심을 먹었으면 이제 다시 오후 업무에 돌입한다. 다양한 이유로 병원에 찾아온 환자들을 성심성의껏 돌보려고 노력한다. 그 와중에도 쉬는 시간 틈틈이 몸을 움직이려고 하는데, 여유가 있는 날에는 진료실 한 곳에 둔 스탭퍼를 활용해 간단한 운동을 하기도 한다. 앉아있는 시간이 길어지는 날에는 사이클 페달만 있는 간이용 실내 자전거로 다리만이라도 움직인다. 제자리걸음을 통해 하루 만보 걷기를 수행할 때도 있다. 보통 아침 운동으로 5천 걸음이 채워지고, 진료 중간에 시술실로 이동하거나 제자리걸음을 하면서 나머지 5천 보를 채운다.

TIP 점심을 먹고 나면 혈당이 급격히 올라가기 때문에 조금이라도 움직이려고 노력하는 게 좋다. 직장인이라면 점심 식사 후 간단한 산책을 강력 추천한다.

◆ **PM 16:00 간식 타임** 오후 4시를 기점으로 서서히 당이 떨어지고 몸도 찌뿌듯하다. 이럴 때 간식으로 허기도 달래고 당을 채워주는 것이 좋다. 단, 너무 칼로리가 높거나 당이 많은 간식은 오히려 건강에 좋지 않으니 최대한 몸에 좋고 건강한 음식을 먹으려고 노력한다. 보통 황태 스낵이나 통밀 비스킷, 말린 딸기 등을 구비해두고 먹는 편이다. 간식을 먹는 시간에는 탄력 밴드를 이용해서 어깨와 목 스트레칭을 하면 몸이 한결 개운해진다.

◆ **PM 20:00 퇴근 후 저녁 식사** 병원 진료 시간이 평일 기준 오후 7시 30분까지라서 퇴근 후 집에 돌아오면 저녁 8시를 훌쩍 넘기고 만다. 이때 늦은 저녁을 먹는데, 남편이 워낙 대식가라 함께 먹다보면 늘 적정량보다 더 먹어 과식을 하게 된다. 퇴근 시간도 남들보다 늦은 편인데 과식까지 하게 되다니! 분명히 좋지 않은 식습관이라는 걸 알지만, 현재 생활 패턴에서는 어쩔 수 없는 부분이라 대신 아침과 점심을 가볍게 먹어 밸런스를 맞추려고 노력한다.

TIP 남편이 고기를 좋아하는 편이라 육류 위주의 식사를 주로 하게 되는데, 이때 탄수화물 섭취를 조절한다. 예를 들어 쌀밥 대신 곤약밥이나 컬리라이스를 먹고, 면 종류의 경우 밀가루 면 대신 메밀면이나 천사채를 당면화해 먹기도 한다. 여기에 좋아하는 올리브오일을 드레싱으로 해서 만든 간단한 양배추 샐러드를 곁들이면 조금 더 건강한 저녁 식사를 할 수 있다.

TIP 육류나 견과류, 식물성 오일을 통해 불포화지방산을 많이 섭취하는 편이지만, 하루 식단에서 불포화지방산의 섭취가 부족했다고 느끼면 저녁 식사 후 오메가3를 복용한다.

◆ **PM 21:00 저녁 산책** 저녁에 과식을 하더라도 바로 눕거나 앉아있지 않는 것이 중요하다. 나 역시 그렇다. 식사 후 강아지와 함께 저녁 산책을 하면서 먹은 음식을 소화시키고 하루 동안 부족했던 에너지 소비량도 늘리려고 노력한다. 날씨나 여러 사정으로 인해 밖에 나가기 어렵다면 집에서 간단히 홈트를 할 때도 더러 있다. 여기서 중요한 것은 반드시 잠들기 3시간 전에 식사를 마치고 움직여 소화를 시켜야 한다는 것! 그래야 편안한 상태로 질 좋은 숙면을 취할 수 있다.

BONUS TIP

TIP 하루 13~14시간 정도의 공복을 유지하면 급격한 체중 증가를 막을 수 있기 때문에 저녁을 먹은 후 추가 간식은 생략하고 바로 잠드는 것이 좋다. 예를 들어 저녁을 8시에 먹고 12시쯤 잠들고 아침 7~8시에 일어나면 안성맞춤이다. 만약 저녁 약속이 있어서 너무 늦게 밥을 먹었다면 다음날 아침을 거르고 14시간 이상 공복을 유지하는 걸 추천한다.

◆ **PM 22:00 저녁 샤워** 하루 동안 외부 활동을 하며 온갖 먼지들이 묻은 데다가 저녁 식사 후 가벼운 운동까지 했으니 자기 전 샤워는 필수다. 따뜻한 물로 온몸을 정성들여 씻어준 후 보습력 좋은 보디로션을 마사지하듯 몸에 발라주면 하루의 피로가 싹 날아간다. 여기에 따뜻한 차로 몸속 수분까지 가득 채워주면 취침 준비 완료! 단, 저녁인 만큼 차를 마실 때는 카페인 성분이 들어있지 않으며 몸속 수분을 빼앗는 것은 피해야 한다는 걸 잊지 말자.

◆ **AM 00:00 취침** 양질의 숙면을 취하는 것 또한 건강한 삶에 있어 매우 중요한 요소 중 하나다. 그래서 자기 전 수면의 질을 높이기 위해 침실에 있는 암막 커튼을 치고 가습기를 틀어 습도를 조절해 쾌적한 수면 환경을 형성하려고 노력한다. 남편의 코골이나 생활 소음이 거슬릴 때는 수면용 귀마개와 안대를 사용할 때도 더러 있다. 적어도 약 7시간 정도는 수면을 취해야 피로함 없이 일상생활을 할 수 있어, 보통 밤 12시부터 아침 7시까지는 자려고 노력한다.

하루 일정을 나열하니 뭔가 복잡해보이고, '이런 것을 일일이 다 신경 쓰면서 살 수 있을까?'하는 의문이 들 수 있지만 생활 습관이 된다면 크게 어렵지 않다. 결국은 습관화가 중요하다. 숨 쉬듯 자연스러운 생활 습관으로 만들기 위해서는 적어도 6개월 이상의 긴 기간 꾸준한 노력이 필요하다. 이 6개월은 버겁고 힘들다고 느껴질 수도 있으나 이 기간이 지나면 새롭고 건강한 생활을 힘들이지 않고 유지할 수 있다.

chapter 2

❖

내 몸을 위한 습관 :
이너 뷰티

01
우리 몸을 망치는
독소를 제거하라!

앞서 누누이 이야기한 것처럼 외면의 아름다움은 내면의 아름다움으로부터 나온다. 이른바 '이너 뷰티'가 강조되고 있는 이유다. 내면의 아름다움을 챙기기 위해서는 결국 건강이 필수다. 몸과 정신의 건강을 챙기는 데 있어서는 두 가지를 강조하고 싶다. 바로 불필요한 것을 비워내고 필요한 것을 채우는 것이다.

내 몸에 필요하지 않은 것들이 쌓이게 되면 그것이 독소가 되고 장기의 기능을 떨어뜨려서 병을 만들게 된다. 알코올, 합성첨가물, 중금속, 미세먼지와 같은 외적인 독소들은 많이 들어봤을 것이다. 이런 독소들은 우리 몸에 쌓이면 염증을 유발하고 나아가서는 장기의 경화나 부전을 유발할 수 있다.

그뿐만이 아니다. 내부에서 생산되는 독소도 있다. 가장 큰 내적인 독소는 스트레스일 것이다. 우리가 알게 모르게 받는 스트레스는 내 몸을 긴장시키고 각성 상태로 만든다. 우리 몸은 스트레스에 대항하기 위해 교감 신경계를 흥분시켜서 혈압과 심박수를 올리고 '코르티솔'이라는 호르몬의 분비를 늘린다. 이로 인해 심혈관계에 과부하를 일으키고, 근육의 긴장을 유발해서 근골격계의 부담을 준다. 또한 코르티솔이라는 호르몬은 우리 몸의 혈당조절을 어렵게 만들고 수면이나 식욕에까지 관여하며, 만성화되면 전반적인 호르몬 불균형을 유발한다.

이런 불필요한 독소들을 비워내는 것을 '디톡스'라고 해서 최근 많이 유행하고 있다. 인터넷 검색 창에 디톡스를 치면 수많은 디톡스 방법, 디톡스에 좋다는 제품들의 홍보 페이지가 뜬다.

굳이 이런 제품들을 이용하면서까지 디톡스를 하라는 것은 아니다. 디톡스는 말 그대로 독소를 제거한다는 뜻이다. 우리 몸은 사실 훌륭한 디톡스 시스템을 이미 가지고 있다. 우리가 식사를 하고 소화하는 과정에서도 독소가 나오는데, 우리 몸에는 독소들을 자체적으로 제거하고 배출시켜주는 능력이 있다. 하지만 몸에서 제거할 수 있는 양보다 더 많은 양의 독소가 만들어진다면 그때는 추가적인 디톡스가 필요하다.

02
디톡스, 꼭 해야 할까?

많은 양의 독소가 만들어지는 원인은 다양한데 가장 흔한 것은 과식, 폭식, 과음이다.

우리가 음식을 먹는 이유는 생명 활동에 필요한 에너지를 얻기 위해서다. 그래서 우리는 음식을 먹고 이것을 영양소로 잘게 쪼개서 소화, 흡수시킨다. 이렇게 흡수된 영양소는 세포 단위에서 에너지 대사에 사용되고 최종적으로 'ATP'라고 하는 에너지를 얻게 되는 것이다.

이러한 소화, 흡수, 에너지 대사의 과정에는 다양한 효소가 필요하고, 그 과정에서 여러 부산물이 나오게 된다. 이중에서는 필요하지 않은 노폐물이나 중간 대사물질들도 있다.

이런 것들은 대부분 몸에 흡수되지 않고 대변을 통해 배출되거나, 흡수된다고 해도 혈액을 통해 걸러져서 소변이나 땀과 같은 체액으로 배출되기도 한다. 하지만 과식으로 인해 이러한 활동이 많아지고 노폐물의 양 또한 늘어난다면 자연스러운 제거나 배출이 어려워질 것이다. 또한 과도한 운동이나 육체노동도 지나치게 많은 활성산소를 만들 수 있다. 자외선도 우리 몸에 활성산소를 만드는 주요 원인 중 하나다.

이러한 원인을 가지고 있다면 내 몸에서 미처 다 제거하지 못하는 활성산소를 없앨 수 있도록 추가적인 노력을 하는 것이 좋다. 활성산소는 매우 불안정한 형태이기 때문에 우리 몸의 세포를 빠르게 산화시켜서 안정을 얻는다. 그 과정에서 세포 내 DNA나 지질과 반응하여 손상을 유발하고 세포의 노화를 촉진한다. 또한 손상된 DNA는 정상세포를 암세포로 변화시킬 수도 있다(물론 활성산소가 무조건 나쁜 것은 아니다. 적절한 양의 활성산소를 균이나 염증으로 손상된 세포를 파괴하고 면역반응을 촉진할 수도 있다). 그렇다면 어떤 방식으로 디톡스를 해야 할까?

① **물 마시기** 가장 기본이 되는 디톡스 방법은 물이다. 현대인들은 충분한 양의 수분을 섭취하고 있지 못한 경우가 많다. 우리 몸은 70%가 물로 구성되어 있다고 할 만큼 물이 중요하다. 생명 유지를 위해 필요한 혈액도 대부분은 물로 구성되어 있고, 우리의 몸을 구성하는 가장 작은 단위인 세포의 유동성과 활동성을 위해서도 물은 필수적이다. 체내 수분량만 잘 유지해준다면 우리 몸은 어느 정도 굴러갈 수 있다(심지어 음식을 먹지 않는다고 해도!).

이렇게 중요한 수분을 보충할 수 있는 가장 쉬운 방법은 물을 마시는 것이다. 이때 말하는 물은 맹물 또는 생수만을 뜻하는 것은 아니다.

수분이 필요한 것이므로 차나 다른 음료, 또는 과일이나 채소에 있는 수분 역시 몸속 수분 보충에 도움이 될 수 있다.

하지만 현대인들이 물처럼 마시는 커피는 카페인이 들어 있어 이뇨 작용을 촉진하므로 수분 보충에는 전혀 도움이 되지 않는다. 탄닌 성분이 포함된 녹차나 홍차 같은 잎차도 마찬가지다. 체내로 들어오는 수분량보다 이뇨 작용으로 빠져나가는 수분의 양이 더 많다. 당이 많이 함유된 주스나 탄산음료 역시 당을 소화하고 대사하는 과정에서 수분이 많이 쓰이기 때문에 추천하지 않는다.

간혹 맹물을 마실 때 특유의 향이 비릿하다고 맹물을 마시는 것을 곤혹스러워하는 사람들도 있다. 그런 경우 현미차 또는 보리차 같은 구수한 곡물차도 좋고, 과일을 한두 조각 넣어서 상큼하게 수분을 보충해주는 것도 좋다. 열량이 낮고 수분의 함량이 높은 오이나 샐러리 같은 채소로 수분을 채워주는 것도 괜찮은 방법이다.

간이나 신장, 심장의 만성질환이 있거나 기능이 떨어져서 치료받고 있는 경우 수분 대사가 정상적이지 않고, 부종을 쉽게 유발할 수 있어서 주의가 필요하다. 일반적으로 건강한 성인은 식사를 제외하고 1~1.5l 정도의 음수량을 채워주는 것이 디톡스에 좋다.

②**수면** 또 다른 디톡스 방법은 질 좋은 수면이다. 우리 몸의 노폐물이 씻겨나가는 가장 중요한 시간이 늦은 밤, 더 정확히 말하자면 잠든 사이이기 때문이다.

낮에 활동하면서 생긴 활성산소와 각종 노폐물은 우리 몸이 가장 편하게 휴식하고 있는 수면 시간에 빠르게 제거된다. 이때 각종 장기에 쌓인 노폐물을 혈액이나 림프액을 통해 빼내서 제거하고, 각종 호르몬이 몸의 디톡스와 재생을 위해 세팅된다. 따라서 적절한 수면을 취하는 것은 디톡스에도 상당히 도움이 된다.

하지만 그냥 잔다고 해서 모두 디톡스에 도움이 되는 것은 아니다. 제대로, 잘 자는 것이 무엇보다 중요하다.

양질의 수면을 유지하기 위해 의사들이 가장 강조하는 것은 수면 위생이다. 수면 위생은 수면 건강을 유지하기 위하여 지켜야 할 생활 습관을 말하는데, 잠을 잘 때의 전반적인 환경까지 포함한 개념이다. 가장 중요한 수면 위생은 일정한 시간에 취침하고 기상하는 것이다. 이뿐만 아니라 매일 규칙적으로 운동을 한다든지, 낮잠은 가급적 피한다든지 하는 생활 습관도 도움이 될 수 있고, 잠들 때 주변 자극이 없는 수면 환경을 만드는 것도 중요하다.

특히 현대인들은 잠들기 직전까지 TV를 켜놓거나 핸드폰이나 노트북을 보다가 잠드는 경우가 많은데 이는 수면의 질을 저하시키는 대표적인 원인이다. 잠들기 직전까지 시각적인 자극과 청각적인 자극에 노출이 되면 뇌는 깊은 휴식을 할 수 없어 수면 사이클 중 깊은 수면 단계까지 들어서지 못하고 계속 뒤척일 수 있다. 얕은 수면을 취하면 충분한 회복이 어렵기 때문에 기상 후에도 개운하지 않고 피로감도 누적된다. 따라서 잠들기 1시간 전, 적어도 30분 전에는 디지털기기를 멀리

하고 온전한 수면에만 집중하는 습관을 들이는 것이 좋다.

③ **식사량 조절** 위와 같은 기본적인 디톡스 방법 말고도 과식하지 않는 방법이나 간헐적 단식 등 식사량을 조절하는 것도 간접적인 디톡스라고 볼 수 있다. 소화 및 대사의 과정을 줄여서 독소의 생성을 줄이는 것이다.

다만 식사량을 조절하는 것은 개인의 대사 상태나 활동량 등에 따라 차이가 크므로 무조건적인 단식보다는 생체 리듬을 해치지 않는 선에서 식사량을 줄이는 소식을 추천한다.

최근 들어서는 간헐적 단식이 디톡스는 물론이고 다이어트의 방법으로도 많이 선호되고 있다. 며칠간 물을 제외한 어떠한 식사도 하지 않는 일반적인 단식에 비해 하루 동안 식사하는 시간에 제한을 두는 방법인 간헐적 단식은 실제로 식사량을 조절하고 소화 기간의 부담을 줄이는데 좋은 방법이다.

당뇨와 같은 대사성 질환이 없는 사람이라면 12~14시간 동안 단식을 하고 10~12시간 동안 식사를 하는 12:12 또는 14:10 간헐적 단식을 추천한다. 단식 시간은 수면 시간도 포함하고 있기 때문에 실제 이 방법은 단식 시간이 그리 길지 않아 공복감이 심하지 않고 야식이나 간식만을 줄일 수 있는 합리적인 방법이다.

예를 들면 7시에 기상하는 사람이라면 8~9시쯤 아침을 먹고 12시에 점심, 6~7시에 저녁을 먹는다면 쉽게 간헐적 단식을 완성할 수 있다.

이후 단식 시간에 우리의 몸은 위장관에 휴식을 주고, 낮 동안 섭취한 음식을 소화 및 흡수, 대사시키는 과정에서 나오는 독소를 해독할 시간적 여유를 충분히 갖게 된다.

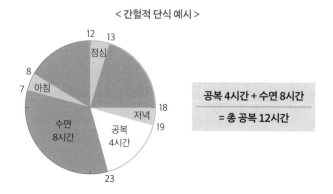

< 간헐적 단식 예시 >

식사량이 많거나 야식과 같은 생활 습관이 있는 사람들은 무리하지 말고 12:12에서 시작해서 적응이 된다면 14:10, 16:8과 같이 단식시간을 서서히 늘리자. 그렇게 서서히 식사량을 줄인다면 디톡스는 물론, 체중 감량에도 도움을 얻을 수 있다.

03
이너 뷰티를 위해
영양소를 채워라!

독소를 비워내거나 줄였다면 이제 좋은 영양소들을 채워 넣을 차례다. 내면의 아름다움을 위해서 몸에 좋은 영양소를 채워 넣는 것은 어찌 보면 당연한 일이지만, 현대인들이 가장 어려워하는 일이기도 하다.

현대인들의 잘못된 식습관 중 하나가 활동량보다 많이 먹는 이른바 '과잉 에너지 섭취'다. 탄수화물 등의 에너지원은 많이 섭취하는 것에 비해 실제로 필요한 비타민이나 무기질은 턱없이 부족한 경우가 많다. 과일, 채소와 같은 신선 식품만 잘 챙겨 먹어도 미량 영양소인 비타민이나 무기질을 잘 채우고, 이로 인해 신진대사를 원활하게 하고 항산화 성분을 보충할 수도 있다. 특히 비타민은 체내에서 스스로 합성되지 않으나 대사 과정에 꼭 필요한 미량의 영양소를 지칭하기 때문에 비타민이 부족하다면 결핍으로 인한 신진 대사 저하는 물론이고 질병까지도 유발할 수 있다.

그러나 과거보다 이런 신선 식품의 소비량은 줄어들고 있다. 따라서 이러한 신선 식품의 섭취가 어렵다면 영양제나 건강기능식품을 통해서라도 본인에게 필요한 비타민과 무기질을 보충해주는 것이 중요하다.

우리 몸에 가장 먼저 채워야 할 영양소, 비타민

앞에서 잠깐 언급한 대로 비타민은 직접적으로 에너지원으로 사용되지는 못하지만, 3대 영양소인 탄수화물, 지방, 단백질과 같은 에너지원이 체내에서 정상적으로 산화되어 에너지를 발생하는 데 영향을 미친다. 그렇다 보니 비타민은 신체 각 기관의 기능과 생리 활동을 조절하고, 신경 안정이나 두뇌 활동 촉진에도 관여한다. 또한 탄수화물·지방·단백질의 효율적인 이용에도 필수적이기 때문에 사람의 생존에 꼭 필요한 영양소다.

물론 사람마다 대사 상태가 다르고 생활 습관이 다르기 때문에 필요한 비타민 역시 다르다. 종합비타민이라고 해도 누구에게나 잘 맞는 것이 아니다. 비타민이 성별에 따라, 연령에 따라 세분화되어 제품이 나오는 것도 그러한 이유에서다.

① **비타민C & 비타민E** 얼굴이 칙칙해 보이고 피로하다면 항산화 기능과 더불어 피부 보습과 미백을 챙길 수 있는 비타민C와E를 추천한다.

비타민C는 손상된 피부 재생을 촉진하고 멜라닌 색소의 증가를 억제하기 때문에 색소 질환이 생기는 것을 예방해주고 환한 피부를 만들어준다. 게다가 콜라겐을 합성하는 과정에서 꼭 필요한 영양소이기 때문에 콜라겐의 형성을 도와 피부를 탄력 있게 가꿔 줄 수 있다.

비타민E는 활성산소를 제거하는 항산화 기능이 뛰어나서 '슈퍼 비타민'이라는 별명을 가졌다. 따라서 우리 몸의 활성산소를 효과적으로 제거해서 세포를 보호하는 역할을 해주고, 특히 피부 세포막의 불포화 지방산의 손상을 막아서 피부재생과 보습에도 좋다. 다만 비타민E는 지용성 비타민이기 때문에 적정량 이상 과도하게 섭취하지 않는 것이 좋다.

② **비타민B & 아르지닌** 피로를 잘 느끼고 체력이 떨어지는 느낌이 든다면 에너지 대사에 관여하는 비타민B군이나 아르지닌과 같은 영양소도 도움이 될 수 있다.

비타민B군은 세포 대사에서 중요한 역할을 수행하는 수용성 비타민들의 집합체다. 주로 탄수화물, 지방, 단백질과 같은 에너지 대사에 관여하기 때문에 적절하게 보충해주면 에너지를 얻고 피로 개선에 효과적이다. 실제로 시중에 판매되는 피로회복제에도 이 비타민B군과 카페인이 함유된 경우가 많은데, 이런 제품은 예민하거나 수면 장애가 있는 사람들에게는 불면증을 유발할 수 있으므로 오전에 먹거나 용량을 조절할 필요가 있다.

아르지닌은 단백질을 구성하는 아미노산의 하나로, 어린이나 동물의 성장에 필요한 준필수 아미노산이다. 성인에게는 필수 아미노산은 아니지만 혈액순환을 돕고 근육의 회복 및 피로회복에 도움이 되기 때문에 운동을 많이 하거나 피로감이 있다면 섭취가 도움이 될 수 있다.

③ **아연 & 셀레늄 & 비타민D** 면역력이 떨어지는 사람에게는 아연이나 셀레늄, 비타민D도 효과적이다. 아연과 셀레늄은 엄밀히 말하면 비타민은 아니고 무기질인데, 아연은 정상적인 세포분열을 도와 면역력을 높이는 데 도움이 되고, 셀레늄은 항산화 무기질로 유명한 만큼 유해 산소로부터 세포를 보호하는 데 필요하다.

비타민D 역시 뼈의 대사뿐 아니라 우울감이나 무기력감을 개선하는 데 도움을 주고 면역세포의 기능을 도와주기 때문에 하루에 15분 정도 자외선을 통한 비타민D의 합성을 유도하는 것이 좋다.

이렇듯 비타민은 미량의 영양소이지만 꾸준히 보충해준다면 신진대사를 원활하게 해서 일상의 활력을 더하고 '이너 뷰티'라는 말에 걸맞게 건강한 아름다움까지도 얻을 수 있다.

현대인들을 위한 필수 영양소, 유산균

음식을 먹을 때 필요한 영양소는 소화시키고 불필요한 노폐물을 배출하는 기능을 하는 곳은 소화 기관, 즉 장이다. 이너 뷰티를 말할 때 장 건강을 빼놓을 수 없는 이유다.

장은 필요한 영양소는 흡수하고, 불필요한 독소나 노폐물을 배출하기 위해 혈관이 많이 발달한 점막의 형태로 노출되어 있는데 여기에 이 기능을 도와주는 수많은 미생물(상재균)들이 존재한다. 약 1조 개 정도의 상재균이 존재한다고 알려진 만큼 장내 세균의 역할은 매우 중요하다. 장내의 많은 세균들은 기능에 따라 크게 유익균과 유해균으로 나눌 수 있다.

< 장내 세균의 종류 >

유익균	유해균
- 우리 몸에 이로운 역할을 하는 균이다. - 면역력을 강화하고 영양소의 흡수를 촉진한다. - 에너지원 흡수 속도를 조절하고 혈당을 조절하는 기능을 한다.	- 인체에 해로울 수 있는 균이다. - 소화를 저하시키거나 연동운동에 영향을 줘서 변비나 설사를 유발한다. - 면역력을 해치고 점막의 투과성을 증가시켜 독소나 노폐물의 흡수를 높이거나 지방이나 탄수화물의 흡수를 높인다.

이런 유익균과 유해균은 적절한 비율로 있을 때 장 점막을 건강하게 만들어주는데 일반적으로 유익균 8, 유해균 2 정도의 비율을 황금 비율이라고 한다. 혹자는 유해균은 인체에 해로우니 아예 없애는 것이 더 좋지 않느냐고 물어보기도 한다. 하지만 경쟁 관계에 있어서 라이벌이 적당한 자극을 줘서 나를 더 성장시킬 수 있는 반면, 적수가 아예 없다면 오히려 나태해지고 게을러지는 것처럼 장내세균도 적절한 비율로 유해균이 존재했을 때 더 많은 기능을 하고 장을 건강하게 유지할 수 있다.

특히 여성의 경우, 장내 세균이 장에만 머무는 것이 아니라 질 내 세균총에도 영양을 주기 때문에 질 건강을 생각해서라도 건강한 장내 세균총을 만드는 것이 좋다.

문제는 현대인들이 채소 섭취는 적은 반면, 기름지고 짜고 자극적인 음식을 좋아한다는 점이다. 이런 음식은 유해균이 득세하는 환경을 만든다. 유익균은 주로 '프리바이오틱스'라고 해서 채소에 많이 포함되어 있는 식이섬유를 좋아하는데 유익균의 먹이는 줄어들고 유해균의 먹이만 넣어주고 있는 셈이다.

게다가 장은 스트레스에 민감한 장기다. 현대인들의 만성 스트레스는 장운동을 지나치게 항진시키거나 저하시키고 장 점막의 균형도 깨지게 만든다. 이런 잘못된 생활 습관들이 장 건강을 망가뜨리고 과민성 대장 증후군과 같은 장의 기능성 장애를 유발한다. 평소 변비가 있다거나 자주 설사를 하는 경우, 대변을 참을 수 없게 갑자기 변의가 느껴지거나, 복부팽만이나 방귀가 자주 나오는 경우, 긴장하면 배가 아프고 설사를 하는 경우 등이 모두 과민성 대장 증후군에 해당된다.

이런 사람들에게 도움이 될 수 있는 것이 유산균이다. 유산균은 대표적인 유익균의 일종으로 유해균이 득세한 장 환경을 바꿔주기 위해 직접적으로 유익균을 넣어주는 것이다. 장내 환경이 바뀌는 데 적어도 한 달, 일반적으로는 세 달 정도의 시간이 걸리므로 꾸준히 먹어야 원하는 효과를 얻을 수 있다.

혈관 건강에 도움을 주는 오메가3

현대인들이 채워 넣으면 좋은 또 다른 영양 성분은 오메가3다. 오메가3는 우리 몸에도 존재하는 불포화지방산의 일종이다. 불포화지방산은 포화지방산과는 달리 녹는점이 낮아 상온에서 액체 상태로 존재하기 때문에 우리가 섭취했을 때 흡수도 잘되고 배출도 잘된다는 특징이 있다. 또한 불포화지방산은 몸에 좋은 HDL 콜레스테롤 수치는 높이고, 반대로 혈관을 막는 나쁜 LDL 콜레스테롤 수치는 낮추는 데 도움이 되기 때문에 착한 지방, 착한 기름이라고도 불린다.

< 포화지방산과 불포화지방산의 특징 >

	포화지방산	불포화지방산
정의	상온에서 고체 또는 반고체 상태를 유지하는 기름이다.	상온에서 액체 상태를 유지하는 기름이다.
역할	다량 섭취시 혈액 내의 콜레스테롤을 높여 심장질환의 발병 확률을 높인다.	혈액 내 콜레스테롤을 낮추며 심장 질환의 발병 확률을 낮춘다.
종류	쇠기름, 돼지기름 등 모든 동물성 기름과 버터, 쇼트닝, 라아드, 일부 식물성 기름에 많다.	단가 불포화지방산과 다가 불포화지방산으로 구분. 단가 불포화지방산에는 올리브기름, 땅콩기름, 카놀라유 등이 있고 다가 불포화지방산 중 오메가-3 계 지방산은 참치, 고등어 등의 생선기름, 들깨기름, 콩류에 많다. 오메가-6 계 지방산으로는 옥수수기름, 면실유, 콩기름, 해바라기씨 기름 등이 있다.

이런 불포화지방산 중에서도 체내에서 스스로 합성이 되지 않아 반드시 식품으로 섭취해야 하는 지방산을 필수 지방산이라고 한다. 오메

가3는 대표적인 필수 지방산이다. 혈액 내의 중성 지방 수치를 낮춰주기 때문에 고중성 지방혈증의 치료로 사용되기도 하며, 혈액이 엉키는 성질을 감소시켜서 혈액 순환을 원활하게 해주고 심혈관질환의 발병 위험을 낮춰줄 수 있다.

좋은 오메가3, 과연 얼마나 섭취해야 할까? 이 질문에 답을 하려면 반드시 같이 알아야 할 영양소가 바로 오메가6다. 오메가6는 오메가3 못지않게 우리 몸에 필요한 불포화 지방산으로, 두뇌 발달이나 피부 건강에 도움을 준다. 또한 여성들의 월경 전 증후군과 생리통을 완화하는 효과도 있고, 뼈를 튼튼하게 하여 골다공증도 예방해주는 효과도 있다.

문제는 오메가6를 너무 많이 섭취할 때다. 오메가3와 오메가6의 비율이 적절하면 각자의 기능에 충실해서 신체에 여러 도움을 주지만, 오메가6가 너무 많으면 오히려 해가 될 수 있다. 지나치게 많은 오메가6는 염증을 유발하고 혈액을 응고시키는 경향이 있어 혈전을 촉진할 수 있기 때문이다.

따라서 오메가3는 오메가6와의 적정한 비율을 지켜서 섭취하는 것이 중요하다. 가장 이상적인 비율이 오메가3와 오메가6를 1:4 이내로 섭취하는 것이다. 문제는 현대인들의 식습관에는 옥수수유, 해바라기유, 대두 등 오메가6가 많이 함유된 식물성 기름이 가공식품이나 패스트푸드에 많이 쓰인다는 점이다. 즉 우리가 알게 모르게 섭취하는 오메가6의 양이 많은 만큼 적정 비율을 위해서는 추가로 오메가3를 섭취해서 이상적인 비율을 맞춰주는 것이 좋다.

오메가3는 주로 참치, 고등어, 정어리, 삼치, 꽁치 등과 같은 등푸른 생선이나 들기름 등에 많이 포함되어있다. 매일 등푸른생선을 챙겨 먹는 것이 좋지만, 현실적으로 매 끼니를 챙기기 어렵다면 오메가3 영양제로 이를 대신하는 것도 방법이다.

시중에 다양한 종류의 오메가3 제품들이 나와 있다. 소비자의 입장에서 좋은 제품을 잘 고르려면 함량을 꼼꼼하게 따져봐야 한다. 오메가3라고 이름 붙여진 제품이라고 무조건 오메가3 100%로 만들어진 것은 아니기 때문이다.

오메가3 : DHA와 EPA

오메가3는 수많은 종류가 있는데 그중에서도 대표적인 것이 DHA와 EPA다. DHA는 많이 들어봤을 것이다. 유아의 두뇌 발달을 높인다고 해서 어린이 영양제나 어린이 우유 등에 많이 함유되어 있다. 실제로 DHA는 뇌 세포막의 주요 성분으로 세포막의 유동성을 증가시켜서 두뇌 발달이나 기억력 등의 인지기능 향상에 도움을 준다. 어린아이들뿐 아니라 노년기의 인지기능 향상에도 도움을 주므로 전 연령에서 필요한 성분이라고 할 수 있다.

EPA 역시 시각을 담당하는 망막세포와 기억력을 관장하는 대뇌 해마세포의 주성분으로 혈중 콜레스테롤을 개선하고 뇌 기능을 촉진하는 데 도움을 준다. 제품의 영양 성분표에서 이 DHA와 EPA의 합이 충분히 높은 제품을 고르는 것이 좋다. 또한 지방산, 즉 지용성 영양 성분이기 때문에 공복에 섭취하는 것보다는 식사 후에 섭취해서 다른 지용성 성분들과 섞여서 흡수를 촉진시키는 것이 좋다.

다만 오메가3는 혈액의 응고를 지연시켜서 혈액순환을 돕는 만큼 과다하게 복용하면 출혈 경향성이 늘어날 수 있다. 이미 고지혈증약을 먹고 있거나 혈액 응고와 관련된 질환이 있거나 관련 의약품을 복용 중이라면, 또는 수술을 앞두고 있다면 주치의와 상의 후에 섭취 여부 및 섭취량을 결정하는 것이 좋다. 또한 일반적으로 어류에서 추출한 어유를 이용해서 만들므로 임산부들은 섭취를 원한다면 담당 의사와 상의하고, 필요하다면 식물성 오메가3를 선택하는 것이 안전하다.

건강한 피부를 위해, 콜라겐

'이너 뷰티'라는 말이 처음 등장했을 때 시장에서 새롭게 떠오른 것이 바로 '콜라겐'이다. 콜라겐은 피부 중에서도 가장 중요한 기능을 하는 진피를 구성하는 주요 성분으로 알려지며 많은 사랑을 받았다. 하지만 사실 알고 보면 콜라겐은 피부에만 중요한 성분이 아니다. 우리 몸을 구성하는 단백질 중 하나로 섬유의 형태로 되어 있어 결체 조직을 구성하는 데 주요한 기능을 하기 때문이다.

콜라겐은 우리 몸의 세포와 세포 사이를 단단하게 이어주고 탄력을 부여하는 데 주로 작용한다. 그뿐만이 아니다. 피부 이외에도 각종 장기의 구성성분이 되기도 하고, 혈관이나 인대, 근육, 연골, 뼈, 머리카락, 심지어는 잇몸이나 안구에도 존재하고 있다.

문제는 이렇게 중요하고 많은 비중을 차지하고 있는 콜라겐이 나이가 들면 들수록 체내에서 서서히 감소한다는 것이다. 그렇기 때문에 노화를 막고 피부의 탄력과 윤기를 지키기 위해서 콜라겐을 보충해주려는 많은 노력들이 시도되고 있다. 그 일환 중의 하나가 먹는 콜라겐이다.

사실 먹는 콜라겐은 이전부터 많은 논란이 있었다. 콜라겐은 단백질이기 때문에 아미노산들로 구성된 고분자의 형태라서 일반적으로 섭취했을 때 체내 흡수율이 떨어진다는 특성이 있다. 때문에 그 효과에 의문을 품는 전문가들이 많았다. 실제로 1세대 콜라겐이라고 하는 육류 콜라겐(족발, 돼지껍데기, 닭발 등)의 흡수율이 2%밖에 되지 않는다는 연구 결과도 있다. 하지만 이 역시 많은 연구 끝에 발전에 발전을 거듭한 결과 흡수율을 높여서 식품의약품안전처에서 개별인정형 원료로 기능성을 인정한 제품들이 나오기 시작했다.

식약처에서는 이러한 콜라겐을 피부 보습, 또는 자외선에 의한 피부 손상으로부터 피부 건강 유지에 도움을 줄 수 있다고 인정했다. 다만 여기에도 주의는 필요하다. 시중에 나와 있는 많은 콜라겐 관련 제품들은 식약처에서 그 기능을 인정하지 않은 일반식품류, 또는 기타 가공품인 경우가 많다. 건강기능식품은 시장의 단 3.6%에 불과하다는 조사 결과도 있을 정도다. 그러니 콜라겐을 구매할 때 반드시 식약처에서 인정한 건강기능식품인지를 확인하는 것이 좋다.

또한 식약처에서 인정하고 있는 효능은 피부 탄력이나 주름 감소에 대한 부분이 아니다. 주로 피부 보습이나 자외선에 의한 피부 손상에 도움을 주는 내용이기 때문에 이 이상의 효과를 기대하지 않는 것이 좋다. 물론 제품에 따라 피부 탄력이나 진피 치밀도 향상, 주름 감소 등에 관련된 임상시험(인체 적용 시험) 결과를 가지고 있는 경우도 있으니, 이런 부분까지 꼼꼼하게 살펴본다면 좀 더 도움이 될 수 있겠다.

상황별 필수 영양소 섭취 노하우

자, 여기까지 우리의 이너 뷰티에 도움이 될 만한 영양소들에 대해 자세히 살펴보았다. 그렇다면 이제 실전에 적용할 차례다. 이해를 돕기 위해 간단한 예시를 들어보자.

첫 번째 케이스 : 30대 초반의 직장인 B군

직장에서의 회식과 업무 스트레스를 친구들과 만나 술로 푸는 날들이 늘어나면서 체중, 특히 뱃살이 늘었다. 규칙적으로 운동을 하고 있지만 체중 조절이 쉽지는 않다. 아직 체력이 떨어지는 느낌은 없지만 늘어난 체중 때문에 운동을 할 때 좀 더 숨이 차고 피곤한 느낌이 든다. 회사에서 프리젠테이션을 앞두고는 긴장을 해서인지 배가 자주 아프고 탈이 나서 화장실을 들락거려야 한다.

해결책 : B군은 나쁜 식습관으로 인해 장 건강이 나빠졌을

가능성이 크다. 잦은 음주와 저녁 과식이나 야식으로 인해 장내 세균총의 균형이 깨지면 과민성 대장 증후군이 생길 수 있고, 체중이 증가하기 쉬우며 특히 내장 지방이 늘어나기 쉽다. 식습관의 개선과 더불어 유산균을 꾸준히 챙겨먹는 습관이 장 건강 개선에 도움이 될 수 있다. 규칙적인 운동을 하고 있는 상태이기 때문에 이 두 가지만 잘 지켜도 늘어난 체중을 줄이는 데에 도움이 될 것이다. 또한 운동 후에 피로감이 심하다면 빠른 피로회복을 위해 단백질을 보충하고, 특히 아르지닌을 보충해보는 것도 좋겠다.

두 번째 케이스 : 50대 초반의 갱년기를 겪고 있는 C씨

갱년기 증상이 시작된 지는 2년 정도 되었고, 최근 완경이 된 것을 산부인과에서 진단받았다. 이후로 이유 없는 우울한 감정이 지속되고 이전과 똑같이 먹는데도 뱃살이 찌는 것 같은 기분이 든다. 완경 이후로는 부쩍 피부도 푸석거리고 주름이 늘어난 것 같아 더욱 속상하다.

해결책 : 사실 갱년기 증상은 매우 다양하다. C씨는 그중에서도 피부의 탄력이 떨어지고 우울한 감정이 들며 뱃살이 찌

는 증상을 호소하고 있다. 실제로 완경을 겪은 여성들이 많이 호소하는 증상들이다. 완경 이후로 에스트로겐이 급감하면서 콜라겐의 분해가 가속화되는데, 이 때문에 급격한 피부 건조와 탄력 저하를 느끼는 여성들이 많다.

이때는 콜라겐의 보충이 도움이 될 수 있다. 에스트로겐이 감소하면서 또 하나 중요해지는 것이 뼈 건강이다. 골밀도가 크게 감소하는 시기이기 때문에 뼈 건강을 지키면서 우울감을 개선하는 데 도움을 주는 비타민D의 보충이 도움이 될 것이다(골밀도 검사상 실제 골밀도도 감소해있다면 칼슘도 함께 보충해주는 것이 좋다).

이외에도 에스트로겐은 지질의 대사에도 관여하기 때문에 LDL콜레스테롤이나 중성 지방이 증가하고 내장 지방이 증가하기도 쉬워서 오메가3를 충분히 섭취하도록 식단도 관리하는 것이 좋다.

세 번째 케이스 : 40대 후반의 회사임원 D씨

코로나 이후로 회식이 줄어서 술자리도 많이 줄었고, 저녁도 퇴근 후 간단히 먹는 편인데도 뱃살은 빠지지 않는다. 얼마 전

직장 건강검진에서도 콜레스테롤(중성 지방) 수치가 높게 나와서 주의하라는 결과지를 받았다. 퇴근 후에 운동을 하려고 노력하고는 있지만, 점심 이후로는 피곤해서 도저히 운동을 할 수가 없다.

해결책 : 40대가 되면 우리 몸은 대사가 저하된다. 남녀 모두 성호르몬이 감소하면서 근육량이 줄어든다. 이로 인해 기초 대사량이 감소하고 체력도 저하되기 쉽다. 이때는 저하된 에너지 대사를 촉진시키는 비타민B군의 보충이 도움이 될 수 있다. 또한 콜레스테롤, 특히 중성 지방이 높은 경우에는 오메가3 섭취를 늘리는 것이 도움이 된다. 중성 지방 수치가 개선되면 내장 지방도 줄일 수 있을 것이다.

이처럼 영양제는 필수는 아니지만 현재의 나의 생활 습관이나 컨디션이 걱정된다면 나에게 맞는 적절한 영양소의 보충으로 이를 극복할 수 있다. 내 몸의 컨디션과 생활 패턴은 각자 다르기 때문에 본인의 생활 패턴과 현재의 상태, 바라는 컨디션을 종합해서 필요한 영양소를 보충해야 한다.

민혜연의 시크릿 홈 케어 노하우

피부 관련된 진료를 하다 보면 홈 케어에 대한 이야기를 많이 듣게 된다. 어떤 사람은 얼룩덜룩한 기미를 없애겠다고 열심히 팩을 하기도 하고, 또 어떤 사람은 콜라겐을 채우기 위한 뷰티 디바이스를 열심히 사용하기도 한다.

소소한 것 같지만 이러한 노력들은 절대 헛된 것들이 아니다. 물론, 병원에서 시술을 받는 것이 가장 효과적이긴 하다. 하지만 매일매일 병원을 방문하는 게 어려울뿐더러 지속적으로 시술을 받는다고 해도 본인의 노력이 없으면 효과가 길게 이어지는 것을 기대할 수 없다.

결국, 꾸준히 시행하는 홈 케어가 피부의 기본 바탕을 만든다. 보다 건강하고 탄탄한 피부를 얻길 원하는 이들을 위해 직접 꾸준히 실천하고 있는 홈 케어 노하우를 살짝 공개한다.

◆ **클렌징 철저히 하기** 홈 케어를 즐겨 하는 편이 아니지만, 적어도 두 가지 부분은 놓치지 않으려고 노력한다. 그 중 하나가 바로 클렌징이다. 아무리 피곤해도, 그 어떤 일이 있어도 집에 돌아오면 반드시 메이크업을 지운다. 심지어 과음을 해 필름이 끊겼을 때도 마찬가지였다. 정신을 잃고 아침에 일어나 거울을 보자 말끔하게 세안한 뽀얀 얼굴이 나를 반갑게 맞이하고 있었다.

이처럼 클렌징에 철저한 이유는 단 하나. 각종 트러블을 예방하기 위함이다. 외부 활동을 하면서 종일 쌓인 노폐물과 자꾸만 샘솟는 피지들을 제때 씻어내지 않는다면 피부에 여러 문제가 발생할 수 있다. 특히, 화장을 한 날은 더욱더 철저히 클렌징에 신경을 써야 한다. 화장품 성분이 피부에 오랫동안 남아있게 되면 모공을 막아 각종 알레르기 접촉피부염, 자극피부염을 발생시킨다. 게다가 마스카라나 진한 색의 아이섀도는 색소 침착까지 유발할 수 있어 더욱더 꼼꼼한 세안이 필요하다.

◆ 세안 후 바로 기초화장품 사용하기 피부에 보습감을 유지하는 것은 매우 중요하다. 피부의 볼륨을 지키고 피부 본연의 기능을 유지하는 데 있어 수분과 수분을 저장해주는 히알루론산의 역할이 매우 크기 때문이다. 보습을 한다고 하면 보통 기초화장품을 선택하는 것에만 집중하는 경우가 많다. 물론 자기 피부 타입에 잘 맞는 화장품을 사용하는 것도 매우 중요하지만, 화장품을 사용하는 타이밍을 먼저 살펴봐야 한다.

일반적으로 세안을 한 직후에 바로 기초화장품을 바르지 않으면 보습은 물 건너갔다고 봐도 무방하다. 세안을 끝낸 직후에는 피부의 수분을 가둬주는 피지막이 제거된 상태라 빠르게 피부 속 수분이 날아간다. 그래서 세안을 마치고 물기를 부드럽게 닦아낸 후 바로 기초화장품을 바르기 시작해야 한다.

토너로 피부결을 정리하고 보습감을 더해줄 수 있는 에센스를 피부결 방향으로 발라서 손끝으로 흡수시킨 후 로션이나 크림으로 마무리한다. 피부는 방어 기관이라 화장품의 흡수로 수분감을 충전하는 것보다는 세안

후 수분이 날아가기 전에 화장품으로 수분을 가둔다는 개념으로 접근해야
한다.

◆ **기초화장품 순서 철저히 지키기** 기초화장품을 어떻게, 어느 순서로 바르
느냐에 따라 내 피부 건강이 달라진다. 기초화장품을 바를 때는 수용성 성
분으로 시작해 지용성 성분으로 마무리해야 한다. 즉, 수분의 함량이 높은
토너로 시작해서 에센스나 세럼, 또는 앰플 등을 바르고 오일의 함량이 비
교적 높은 로션이나 크림으로 마무리해야 유효 성분의 흡수를 높이면서
효과적으로 보습막을 만들 수 있다는 것이다.

마무리하는 로션이나 크림은 제형에 따라 젤, 로션, 크림, 밤 또는 연고,
오일로 나눌 수 있는데 뒤로 갈수록 오일의 함량이 더 높은 제형이다. 본
인 피부 타입에 맞는 제품 하나만 사용하면 된다. 젤과 크림을 모두 쓰거
나 로션과 크림을 모두 쓰는 것은 피부에 오일이 겉돌아서 오히려 트러블
을 유발할 수 있으니 추천하지 않는다.

◆ **화장품 다이어트하기** 20대에 지루성 피부염으로 고생하던 시절, 피부
트러블이 너무 신경 쓰이고 빨리 개선하고 싶은 마음에 좋다는 화장품은
모두 구매해서 바르고, 온갖 종류의 팩을 다 사용해봤던 것 같다. 그때 알
게 된 교훈이 '과유불급'이다. 넘치면 모자라느니만 못하다. 피부는 특히
그러하다. 자신에게 꼭 맞는 제품만 적절히 선택해 사용하는 것이 좋다.
화장품에도 다이어트가 필요하다는 말이다. 이를 깨닫게 된 이후 기초화
장품은 2~3개 정도만 사용하고 있다. 피부 컨디션이 좋다면 토너와 크림

만 바르고, 조금 건조하다 싶으면 토너 후 에센스를 바르고 크림으로 마무리하는 방식이다.

'건성 피부는 피부 속 수분을 채우기 위해 화장품을 여러 개 사용하는 게 좋지 않을까요?'라고 물을지도 모르지만, 건성 역시 너무 욕심내서 많은 제품을 바르고 흡수시키려고 하면 피부는 이를 다 받아내지 못하고 오히려 겉에만 맴돌아 번들거리기만 할 수 있다. 그러니 자신에게 알맞은 제품을 선택한 뒤 꼼꼼하게 발라주는 것이 더 좋다.

◆ **일주일에 1~2번 시트팩 하기** 피부에 신경을 많이 쓰는 사람들은 1일 1팩을 하기도 하지만, 개인적으로 1일 1팩을 추천하지 않는다. 피부에 지나치게 많은 영양 성분을 넣다보면 결국 흡수는 되지 않고 겉돌아 피지나 먼지와 같은 노폐물이 엉키기 쉽기 때문이다.

나 또한 특별한 일정을 앞두고 있는 것이 아니라면 일주일에 1~2번 정도만 시트팩을 한다. 피부에 닿았을 때 따가움이나 간지러움 같은 자극이 없는 보습 팩이나 진정 팩을 사용하고, 팩의 에센스가 다 마르기 전에 15분 정도 경과하면 시트를 제거하는 편이다. 시트가 말라버리면 피부의 수분까지 빼앗을 수 있기 때문이다.

일반적인 시트팩은 에센스 성분이기 때문에 세안을 하고 토너로 결정리만 한 상태에서 바로 시트팩을 붙이고, 팩을 떼어낸 후에는 로션이나 크림으로 마무리해 보습막을 형성하여 팩의 유효 성분을 길게 유지하려고 노력한다.

간혹 방송 스케줄이 있어서 진한 메이크업을 해야 할 때는 가벼운 보습팩을 5~10분 정도 하고 크림을 바른 후 색조 화장을 한다. 그러면 화장을 해도 피부 건조함이 덜하고, 그 덕분에 유지도 좀 더 잘 되는 편이다.

◆ **천연팩 사용하기** 시중에서 판매되는 팩을 하는 것도 좋지만, 천연 재료로 팩을 하는 것도 좋은 방법 중 하나다. 특히, 여름에 야외 활동을 많이 해서 얼굴이 달아올랐을 때 천연팩을 활용해 피부 관리에 신경 쓰도록 하자. 이때는 빠르게 열을 식혀주고, 멜라닌 색소가 침착되기 전에 피부를 회복시켜야 하기 때문이다. 알로에 제품을 이용해도 되고, 우유를 차갑게 해서 거즈에 묻힌 후 얼굴에 5분 정도 올려두면 진정 효과를 볼 수 있어 좋다. 다만 우유로 거즈팩을 할 때는 그대로 흡수시키면 안 되고 팩을 한 후 미온수로 가볍게 헹궈내고 기초화장품을 발라야 한다. 우유와 같은 천연팩은 알레르기를 유발 할 수 있으므로 실행하기 전 손목 안쪽이나 귀 뒤에 테스트를 해보고 사용하는 것이 안전하다.

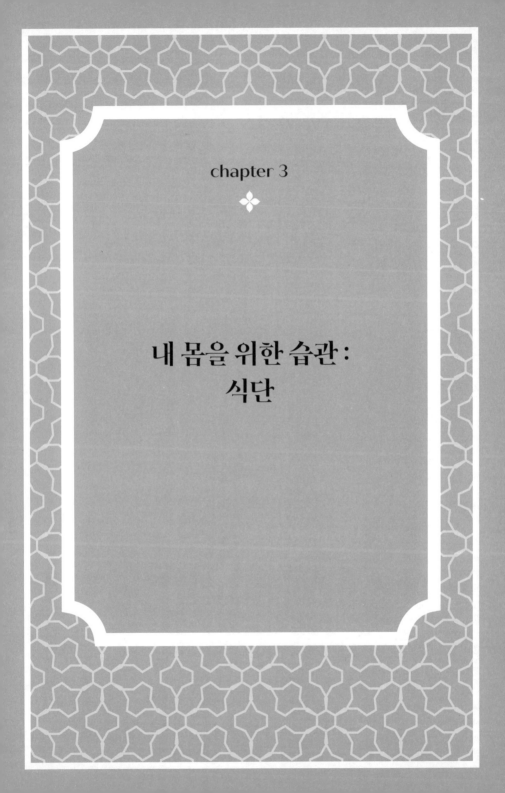

chapter 3

내 몸을 위한 습관 :
식단

01
우리 몸의 필수 영양소 :
탄수화물, 지방, 단백질

우리의 몸이 생명 활동을 영위하기 위해 꼭 필요한 것이 에너지다. 우리가 음식을 먹으면, 그중 3대 영양소인 탄수화물과 지방, 단백질을 흡수시켜서 에너지원으로 사용한다. 이들은 각각 포도당과 지방산, 아미노산의 형태로 에너지 대사에 사용되고 최종적으로 ATP라고 하는 에너지를 만들어서 세포를 움직이고 생명체를 가동하게 한다.

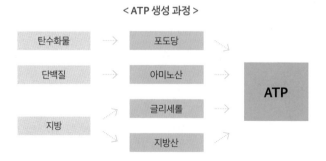

< ATP 생성 과정 >

따라서 우리가 밥을 먹는 가장 큰 이유는 이 탄수화물과 지방, 단백질을 얻기 위함이다. 그러나 이 에너지원은 각기 다른 특징을 가지고 있고, 체내에서의 기능도 조금씩 다르다. 그러므로 무조건 많이 먹는다고 좋은 것이 아니라 적절한 양을 적절한 비율로 섭취해야 한다.

여기서 현대인들의 딜레마가 생긴다. 과거에는 자원이 풍족하지 않아 어떤 종류의 에너지원이라도 섭취하는 것이 중요했고, 신체 역시 이런 에너지원이 들어오면 필요한 만큼만, 최대한 적게 사용하고 후일을 위해 저장하는 형태로 발달했다. 하지만 현대 사회에는 자원이 풍족하다. 먹을 것이 넘쳐나다 보니 필요한 것에 비해 지나치게 많은 에너지원을 섭취한다. 음식을 먹는다는 것이 더 이상 생존을 위한 필수적인 활동이 아니라 즐거움을 추구하고 쾌락을 추구하기 위한 기호 활동이 된 것이다.

이런 상황 속에 우리 몸은 에너지원을 연소시킨 후 남은 에너지를 저장하느라 정신이 없다. 너무 많은 에너지원을 저장하다가 비만이 되고 고혈압, 당뇨, 고지혈증(이상지질혈증, 고콜레스테롤혈증) 같은 대사성 질환의 유병률도 증가하고 있다. 물론 먹는 즐거움을 포기할 수는 없다. 하지만 이왕이면 먹는 즐거움과 건강을 다 잡는 똑똑한 음식 섭취를 해야 하지 않을까? 전략적 섭취를 위해서는 에너지원의 특성을 이해해야 한다.

① **탄수화물** 우리 몸에서 제일 많이 사용되고 가장 먼저 사용되는 에

너지원은 탄수화물이다. 탄수화물은 말 그대로 탄소와 물이 결합한 화합물을 뜻하는데, 탄소(C), 수소(H), 산소(O)로 구성된 화합물이다. 우리 몸으로 흡수될 때는 일반적으로 가장 작은 단위인 포도당의 형태로 흡수돼서 연소 시 1g당 4kcal의 에너지를 만들 수 있다.

흡수된 포도당은 혈액 속에서 전달되기 때문에 혈당이라고 표현한다. 물론 지방과 단백질도 에너지를 만들어낼 수는 있으나 비상 상황이 아니라면 일반적으로 우리 몸이 사용하는 에너지원은 바로 탄수화물이다. 그만큼 빠르고 직접적으로 에너지를 만들어낼 수 있기 때문이다. 특히 우리의 뇌세포는 활동하기 위한 에너지원으로써 포도당만을 사용한다. 이런 탄수화물은 당이라고도 하며 세부적으로는 단순당과 복합당으로 나눌 수 있다.

< 단순당과 복합당의 특징 >

단순당	단당류 : 당분자를 1개 지닌 것 ex) 포도당, 과당	- 소화 및 흡수가 빠르다. - 혈당이 급격히 상승한다. - 인슐린이 과잉 분비된다. - 스트레스 호르몬을 분비시킨다. - 내장 지방이 축적된다. - 당뇨병 및 비만, 심장병 등을 유발한다.
	이당류 : 당분자를 2개 지닌 것 ex) 유당, 설탕	
복합당	올리고당 : 당분자를 3~10개 지닌 것 ex) 프락토올리고당	- 소화 및 흡수가 느리다. - 혈당이 완만하게 상승한다. - 인슐린이 정상적으로 분비된다.
	다당류 : 당분자를 수십에서 수천 개 이상 지닌 것 ex) 전분, 식이섬유	

단순당은 탄수화물의 가장 작은 단위인 포도당이 한두 개 모여 있는 작은 형태다. 단당류나 이당류와 같은 작은 단위로 구성이 되어서 체내로 빠르게 흡수되고 빠르게 혈당을 올린다는 것이 특징이다. 설탕이나 꿀과 같이 먹었을 때 바로 강한 단맛을 느낄 수 있다. 따라서 기운이 없고 피로할 때 이런 단순당을 섭취하면 혈당을 빠르게 올려서 에너지 대사에 사용될 수 있다. 저혈당이 오거나 등산이나 마라톤 같은 고강도 운동으로 피로할 때 사탕이나 주스를 먹으면 바로 힘이 나는 이유다.

반면 복합당은 여러 개의 포도당이 모여서 구성된 다당류로 '복합 탄수화물'이라고도 한다. 여러 개의 포도당이 마치 포도송이처럼 모여 있어 분자 크기가 크기 때문에 섭취 시 바로 단맛이 느껴지지는 않으나 침에 있는 아밀라아제와 같은 소화 효소에 의해 포도당으로 분해되면서 단맛이 느껴진다. 감자나 곡물을 씹으면 씹을수록 단맛이 느껴지기 시작하는 것이 이런 원리다.

우리 몸은 혈당을 이용해서 에너지를 만들다 보니 일정한 혈당을 유지하는 것이 매우 중요하다. 혈당이 낮은 것도 문제가 되지만 지나치게 높은 것도 문제가 된다. 이 혈당을 일정하게 유지하기 위해 필요한 것이 췌장에서 분비되는 '인슐린'이라고 하는 호르몬이다.

단순당을 많이 섭취해서 혈당이 올라가면 혈당을 정상 범위로 낮추기 위해 인슐린이 다량 분비된다. 인슐린은 세포로 포도당을 공급해서 에너지원으로 사용될 수 있도록 돕는데, 혈당이 지나치게 높으면 이 방법만으로는 혈당을 충분히 낮출 수 없다. 사용되지 못하고 남는 탄수화물은 에너지 연소에 바로 쓰일 수 있는 '글리코겐'이라는 형태로 저장된다.

문제는 글리코겐이 저장되는 양에 한계가 있다는 것이다. 그래도 남는 포도당은 어쩔 수 없이 지방으로 전환해서 저장할 수밖에 없다. 지방이 많은 음식을 먹지 않았는데도 건강검진 상 중성 지방이 높게 나오는 경우가 바로 탄수화물을 많이 먹어서 중성 지방으로 전환되었기 때문이다.

또한 이러한 현상이 반복된다면 췌장에서는 무리해서 인슐린 호르몬을 정상보다 과도하게 분비시킬 것이고, 세포에서도 인슐린을 과도하게 사용하게 된다. 결국 췌장은 지쳐서 기능이 떨어지고, 세포는 인슐린 저항성이 생겨서 인슐린이 분비되어도 제 기능을 하지 못하는 상태가 된다. 이로 인해 당뇨가 생기고, 지속적으로 고혈당 상태가 유지되면 혈관 내 당은 당독소를 만들어서 혈관 벽에 상처를 내고 각종 혈관 관련 합병증이 발생할 수 있다. 현대 사회에서 당뇨의 유병률이 증가하고 있는 것도 이런 원인 때문이다.

탄수화물, 특히 단순당을 많이 섭취하는 생활 습관은 우리 몸을 살찌우고 혈관을 병들게 한다. 요즘처럼 음식이 넘쳐나는 세상에서는 탄수화물의 지나친 섭취를 지양하고, 가급적 복합당을 섭취하려는 노력이 필요한 이유다.

②**지방** 탄수화물 다음으로 에너지원으로 잘 이용되는 것이 지방이다.

지방은 우리 몸에서 지방산의 형태로 분해되어 사용되는데, 1g당 9kcal 의 에너지를 낼 수 있는 고효율의 에너지원이다.

우리 몸을 이루는 가장 작은 기본 단위인 세포는 세포막으로 둘러싸여 있다. 지방은 이 세포막의 구성 물질이자 세포막의 유동성을 결정해서 세포 내 영양 공급에 관여한다. 또한 콜레스테롤 합성에 쓰여 비타민이나 호르몬의 원료로 사용되기도 한다. 그러나 일반적인 에너지 대사에서는 탄수화물에 밀려 에너지 전환이 쉽지 않은 영양소이기도 하다.

따라서 지방은 에너지를 만들어내기보다는 잉여의 에너지를 저장하기 위해 더 많이 사용된다. 특히 탄수화물의 경우 저장 용량에 한계가 있으나 지방은 그 저장량이 무궁무진하다. 일반적으로는 일차적인 에너지원으로 사용되지 않으나 탄수화물이 다 사용되고 나면 비상 상황으로 지방을 연소시켜서 에너지를 내기도 한다.

빠른 체지방 감소를 위해 아침에 공복 유산소 운동을 하는 것도 이러한 지방의 특성을 이용한 것이다. 유산소 운동을 할 때 근육을 움직이기 위해 가장 먼저 사용되는 것은 탄수화물인데, 공복인 상태로 유산소 운동을 하면 몸속에 저장된 글리코겐까지 빠르게 사용하게 된다. 운동 시간이 30분 이상 지속되어 더 이상 태워낼 탄수화물이 없다면 우리 몸은 지방을 태워서 운동에 필요한 에너지를 만들어낸다. 그렇기 때문에 식사 후 운동하는 것보다 공복 유산소 운동이 상대적으로 체지방을 줄이는 데 효과적이다.

③ **단백질** 마지막으로 단백질은 에너지를 만드는 것보다는 우리 몸의 세포와 골격을 구성하는 데 더 중요하게 사용되는 영양소다.

우리 몸의 세포는 단백질과 아미노산이 필수적이고, 대사에 사용되는 효소나 호르몬도 대부분 단백질이며, 면역계와 근골격계를 구성하는 주요 성분 역시 단백질이다. 이렇게 쓰임이 많은 영양소이다 보니 단백질은 매일매일 필수적으로 공급되어야 하고 그 양이 부족하면 단백질이 많이 구성된 근육을 녹여서 필요한 단백질과 아미노산을 충당한다.

단백질은 총 20가지 아미노산들의 조합으로 구성되는데, 이 아미노산 중 11가지의 아미노산은 체내에서 합성이 가능하나, 9개의 아미노산은 합성이 불가능해서 반드시 외부에서 섭취해야 한다. 이를 필수아미노산이라고 한다. 따라서 우리 몸이 정상적으로 구성되어 기능하기 위해서는 매일매일 단백질의 섭취가 필수적이고, 그중에서도 반드시 필수 아미노산을 섭취해야 한다.

물론 우리 몸에 탄수화물과 지방이 부족한 비상사태라면 단백질 역시 에너지 생성에 사용될 수 있다. 단백질 $1g$은 $4kcal$의 에너지를 생성할 수 있다. 반대로 근육량을 지키기 위해서는 극단적으로 탄수화물과 지방의 섭취를 줄여서는 안 된다는 의미이기도 하다.

하루에 필요로 하는 단백질의 양은 나이와 성별, 활동량에 따라 다르지만, 일반적으로 성인 기준 본인 몸무게 $1kg$당 $1g$ 정도의 섭취량이 필요하다. 즉 $50kg$의 성인이라면 매일매일 $50g$의 단백질을 섭취해야 한다. 성장기에 있는 아이들이나 근력 운동을 많이 하는 사람, 특정 질환이 있는 사람들은 이보다 많은 양의 단백질이 필요할 수도 있다.

단백질은 여러 개의 아미노산이 결합한 고분자의 형태이기 때문에 체내 흡수를 위해서는 펩신과 같은 단백질 소화 효소가 필요하다. 따라서 한 번에 소화 흡수될 수 있는 양이 정해져 있기 때문에 일일 섭취량을 한 번에 다 먹으면 효율적인 공급이 어렵다. 일반적으로 한 번 섭취 시 20~30g 정도의 양으로 두세 번에 나눠서 먹는 것이 좋다.

02
3대 영양소,
어떻게 섭취해야 할까?

이처럼 3대 영양소는 각각의 특성이 다르고 체내에서도 각기 다른 역할을 하지만 모두 우리 몸의 생존을 위해 필수적인 역할을 수행하고 있다. 지방이 건강에 나쁘다거나 탄수화물이 비만의 원인이라는 등의 오명은 절대적인 것이 아니라 특정 성분이 과도했을 때의 문제를 말하는 것이다. 내 몸을 건강하게 만드는 식습관을 위해서는 이 3가지 영양소를 모두 골고루 섭취하는 것이 좋다.

< 3대 영양소의 이상적인 비율 >

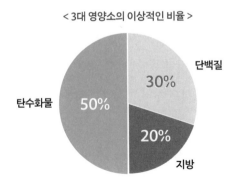

단백질 30%

지방 20%

탄수화물 50%

탄수화물과 단백질, 지방의 이상적인 비율은 대략 5:3:2정도다. 탄수화물이 비만의 원인이 되므로 무조건 섭취를 줄여야 한다는 세간의 오해와는 다르게 탄수화물을 전체 식사량의 절반 정도는 섭취해야 기본적인 대사가 유지된다. 특별히 체중 감량을 계획하고 있는 것이 아니라면 이 영양소의 비율은 나쁘지 않다. 다만 탄수화물을 섭취할 때는 탄수화물의 양뿐만 아니라 질도 같이 따져보는 것이 좋다.

먼저 양을 결정하는 데에 있어서는 나의 활동량, 운동량을 따져보는 것이 좋다. 내가 체중 감량을 목표로 하고 있거나 활동량이 적은 편이라면 탄수화물의 섭취량을 줄이는 걸 추천한다. 탄수화물은 활동에 필요한 에너지를 내는 데 가장 먼저 쓰이기 때문에 사용량보다 많은 탄수화물을 섭취하면 인슐린 저항성이 생기고 지방으로의 전환이 촉진될 수 있다. 반면에 고강도의 운동을 꾸준히 하고 있다면 운동의 효율을 높이고 운동 강도와 운동 능력 향상을 위해 탄수화물 섭취를 좀 더 늘리는 것이 도움이 되기도 한다.

대략적인 탄수화물의 양을 계산했다면 이번에는 어떤 탄수화물을 선택할 것인지 그 질을 따져봐야 한다. 앞서 설명한 것처럼 탄수화물은 단순당과 복합당으로 나눌 수 있다. 가급적이면 단순당보다는 복합당 위주로 섭취를 하는 것이 좋다. 소화 과정이 오래 걸려서 포만감을 오래 유지할 수 있고 혈당을 천천히 올리기 때문에 인슐린의 분비도 줄일 수 있다. 또한 식이섬유가 많이 포함되어 장운동을 촉진시키고 장내 유익균을 증식시키는 데에도 도움을 준다.

하지만 수많은 음식들에 단순당이 얼마나 포함되었는지 우리가 한 눈에 알기는 어렵다. 이럴 때 도움을 줄 수 있는 것이 당지수와 당부하지수다.

당지수와 당부하지수

당지수(glycemic index, GI)는 당뇨가 있거나 다이어트에 관심이 많은 사람들이라면 한번쯤은 들어봤을 개념으로, 탄수화물이 혈당에 미치는 효과를 나타내는 척도다. 식품의 당지수는 일정량(보통 50g)의 탄수화물을 섭취한 뒤 혈당의 변화에 따른 비교값이라 혈당수치를 높이는 정도를 예상할 수 있다.

< 식품별 GI 수치 >

GI 수치 50 이하 식품			GI 수치 50~70 식품			GI 수치 70 이상 식품		
식품명	GI	열량	식품명	GI	열량	식품명	GI	열량
녹차	10	0	메밀 국수	54	340	옥수수	70	92
우뭇가사리	11	2	고구마	55	132	라면	73	381
다시마	17	138	바나나	55	86	베이글	75	273
호두	18	674	오트밀	55	380	쿠키	77	432
콩나물	22	0	현미	56	350	으깬 팥소	78	244
배추	23	14	건포도	57	301	우동	80	270
오이	23	14	현미밥	58	130	핫케이크	80	261
양송이	24	11	호밀빵	58	264	찹쌀	80	360
우유	25	67	은행	58	187	딸기잼	82	262
컬리플라워	26	27	수박	60	37	생크림 케이크	82	344
딸기	29	34	냉동만두	60	214	흰쌀밥	84	136
달걀	30	158	밤	60	164	감자튀김	85	130
토마토	30	19	치즈피자	61	215	떡	85	239
오렌지	31	46	황도 캔	63	85	찰떡	85	235
청국장	33	172	토란	64	58	도너츠	86	387

사과	36	54	보리밥	64	140	벌꿀	88	294
고등어	40	202	스파게티	65	149	찹쌀떡	88	235
대구	40	79	현미 프레이크	65	376	감자	90	76
두부	42	72	파인애플	65	51	식빵	91	264
바지락	44	51	참마	65	64	초콜릿	91	557
닭가슴살	45	105	소면	68	356	바게트	93	279
쇠고기 안심	45	198	크로와상	68	431		95	280
돼지고기 안심	45	223	카스테라	69	323	캔디	108	396
통밀빵	50	265				설탕	109	384

출처 : 대한 영양사협회

기준이 되는 것은 단순당인 포도당으로, 포도당을 100으로 놓고, 일반적으로 50 이하를 낮은 당지수(대부분의 과일과 채소, 두유, 견과 등), 70 이상을 높은 당지수(백미, 포도당, 설탕, 밀가루로 만든 빵, 과자 등), 그 사이인 51~69 정도를 중간 당지수(통밀 제품, 고구마, 감자 등)로 구분할 수 있다. 가급적이면 당지수가 낮은 탄수화물이 복합당이 많이 포함된 식품이라고 볼 수 있고, 혈당의 변화가 심하지 않아 섭취를 권장한다.

반면 당부하지수는 조금 생소할 수도 있겠다. 당지수는 혈당의 상승 정도를 보여주고 식품 사이의 혈당 반응을 비교할 수 있다는 장점이 있다. 하지만 실제 같은 식품이라도 섭취량에 따라 혈당의 변화는 달라지는데 이를 반영하지 못한다는 단점도 존재한다. 당지수는 섭취한 양과 상관없이 일정한 값이기 때문이다.

즉, 당지수는 대략적인 음식의 질을 알 수는 있으나 실질적인 혈당의 변화를 예측하는 데 무리가 있다는 맹점이 있다. 이것을 보완하기 위해 나온 개념이 당부하지수(glycemic load, GL)다.

당부하지수(GL) = 혈당지수 × 1회 섭취 탄수화물 함량/100

당지수뿐만 아니라 식품의 표준양을 고려한 값으로, 기존의 당지수를 이용해서 식품에 포함된 1회 섭취 탄수화물의 양을 100으로 나눈 값에 당지수를 곱하면 된다. 일반적으로 20 이상을 높은 당부하지수로, 11~19는 중간, 10 이하를 낮은 당부하지수로 구분한다.

당부하지수는 탄수화물의 질과 양을 모두 고려한 수치다. 이렇게 당지수나 당부하지수를 이용하면 질 좋은 탄수화물의 종류를 선택할 수 있을 것이다. 너무 복잡해서 이런 수치를 찾아보는 것이 어렵다면 음식의 색깔을 기억하자. 일반적으로 도정이 많이 되거나 정제가 된 탄수화물은 백색을 띈다. 흰쌀, 밀가루, 흰설탕 등이 그렇다. 이러한 식품은 정제 과정을 거쳐서 체내 흡수가 빠르고 그만큼 빠르게 혈당을 올린다.

반면 현미나 통밀빵과 같이 갈색, 또는 황색을 띄는 식품은 정제가 덜 되고 식이섬유의 함유량이 높아 소화되는 데 시간이 많이 소요되고 흡수가 더뎌서 상대적으로 혈당도 천천히 증가한다. 백색 식품보다는 통곡물을 이용한 식품을 먹는다면 조금 더 안심하고 탄수화물을 섭취할 수 있을 것이다.

또 한 가지! 혈당을 올리는 정도는 식품의 종류나 양도 중요하지만 조리 방법에 따라서도 달라질 수 있다. 같은 식품이라고 하더라도 조리 방법에 따라 탄수화물의 변성이 발생하기도 하고 수분의 함량도 달라지면서 혈당에 대한 영향도 달라진다. 고구마를 예로 들어보면, 생고구마의 당지수는 50 정도지만 찐 고구마는 70, 군고구마는 90까지 당지수가 높아진다. 따라서 가급적이면 조리과정을 간략하게 하고 굽거나 튀기는 것보다는 삶거나 데쳐서 먹는 것이 혈당을 천천히 올릴 수 있는 방법이다.

나쁜 지방 vs 좋은 지방

지방 역시 20~30% 정도는 꾸준히 섭취하는 것이 좋다. 지방을 많이 섭취하면 체내 콜레스테롤이 증가할 수 있다고 해서 고지혈증(이상지질혈증, 고콜레스테롤혈증)이 있거나, 위험도가 있는 사람 중 지방의 섭취를 극단적으로 줄이는 경우가 있다. 이는 지방의 특성을 제대로 이해하지 못해서 생기는 오해다. 사실 모든 지방이 체내 콜레스테롤을 증가시키는 것은 아니다. 오히려 체내 콜레스테롤 개선에 도움이 되는 지방도 있다. 지방은 일반적으로 지방산과 글리세롤이 결합한 중성 지방을 뜻하는데, 이때의 지방산은 크게 포화지방산과 불포화지방산, 그리고 트랜스지방산 등으로 나눌 수 있다.

< 지방산의 종류 >

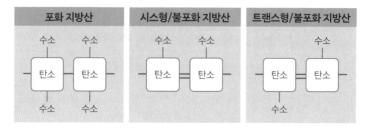

① **포화지방산** 포화지방산은 모든 탄소와 수소가 결합하여 이중 결합이 없는 구조의 지방산을 뜻한다. 구조가 안정적이라 열에 강하고, 실온에서 주로 고체 형태로 존재한다. 우리가 삼겹살을 구워 먹고 나온 기름을 상온에 그냥 두면 하얗게 굳는 것을 볼 수 있는데, 이것이 대표적인 포화지방산이라고 보면 된다. 삼겹살과 같은 적색육에 주로 많이 포함되어 있다.

이와 같은 포화지방산은 간에서 콜레스테롤을 합성해서 혈중 콜레스테롤을 증가시킨다. 특히 LDL 콜레스테롤을 증가시켜서 동맥경화를 유발할 수 있고 심뇌혈관질환의 발생 위험을 높이는 데에도 기여한다. 그뿐만이 아니다. 과도한 포화지방산은 인슐린 저항성을 높이기 때문에 혈당조절을 어렵게 하고 체지방량이 증가하는 원인이 되기도 한다. 포화지방산의 과다 섭취가 난소암이나 유방암, 대장암 등의 발생 위험을 높인다는 연구 결과 또한 여러 차례 발표된 바 있다.

따라서 포화지방산의 섭취는 가급적 줄이는 것이 좋다. 포화지방산은 하루 섭취 열량의 7% 미만으로 조절하고, 최대 15g 이내로 섭취하도록 하자. 포화지방산의 섭취를 줄이기 위해서는 소고기나 돼지고기와 같은 적색육보다는 닭고기나 어류 같은 백색육을 선택하는 것이 좋다. 적색육을 먹는다면 기름이 많은 등심보다는 안심 부위를 고르도록 하고, 지방과 껍질을 제거해서 살코기만 사용하는 것을 추천한다.

조리 방법도 중요한데 기름에 굽거나 튀기는 것보다는 삶거나 데치는 것이 지방을 줄일 수 있는 방법이다. 고기뿐 아니라 팜유나 코코넛

유에도 포화지방이 다량 함유되어 있어서 이런 기름으로 요리한 식품은 피하도록 한다.

② **불포화지방산** 불포화지방산은 탄소 사슬에 이중 결합이 있는 지방산으로, 실온에서 주로 액체 상태로 존재한다. 불포화지방산의 이중 결합은 포화지방보다 불안정해서 산화되기 쉽다. 그래서 이중 결합이 여러 개인 '다가 불포화지방산'보다는 이중 결합이 한 개인 '단일 불포화지방산'이 산화가 될 확률이 낮아 상대적으로 더 안정적이다. 반면 다가 불포화지방산은 조금 더 산화가 되기 쉬워 공기, 열 등에 불안정한 특성을 지닌다. 단일 불포화지방산이 풍부한 식품으로는 올리브오일이나 아보카도 오일이 대표적이다. 다가 불포화지방산의 대표적인 제품으로는 들기름, 참기름, 콩기름 등이 있다.

불포화지방산은 포화지방산보다 열에 약해서 끓는점이 낮다. 따라서 요리에 사용할 때 온도 조절에 신경 쓰는 것이 좋고, 단일 불포화지방산보다 다가 불포화지방산은 끓는점이 더 낮으므로 식용유 대용으로 사용하지 않도록 한다.

불포화지방산은 주로 우리 몸의 세포막을 구성하며, 뇌에 가장 많이 분포되어 있다. 콜레스테롤 수치를 개선해서 혈액순환을 도와주고 혈관 질환을 예방하는 데에도 도움을 준다. 그래서 불포화지방산을 착한 지방이라고도 부른다.

우리에게 가장 익숙한 불포화지방산은 올리브오일일 것이다. 올리브오일은 대표적인 단일 불포화지방산으로, 정확하게는 올리브오일에 다량 함유된 올레인산이 단일 불포화지방산이다. 앞서 설명한 포화지방산은 체내에 들어와서 나쁜 콜레스테롤이라고 잘 알려진 LDL 콜레스테롤을 증가시킨다. LDL 콜레스테롤이 증가하면 혈액의 점성이 높아지고 손상된 혈관 벽에 죽상동맥경화반을 만들어 동맥경화를 비롯한 혈관 질환의 위험성을 높인다.

반면 올레인산과 같은 불포화지방산을 적당량 섭취하면 혈액 속의 LDL 콜레스테롤과 중성 지방은 감소시키고 좋은 콜레스테롤이라고 불리는 HDL 콜레스테롤은 높여서 심장질환을 예방하는 데 도움이 된다. 불포화지방산을 많이 섭취하는 지중해식 식사와 관련된 많은 연구에서도 불포화지방산이 풍부한 식단이 심혈관질환의 위험률을 감소시켰다는 공통된 결론을 도출했다.

앞서 우리 몸에 필요한 영양소로 소개했던 오메가3 지방산과 오메가6 지방산도 우리 몸을 구성하는 대표적인 불포화지방산이다. 오메가3 지방산이 부족하면 세포막의 유동성이 감소해 세포가 경직되고 염증이 생기기 쉽다. 또한 오메가6 지방산이 부족하면 모발 성장과 피부 세포에 문제가 생길 수 있다. 오메가3 지방산은 꽁치, 고등어, 삼치 같은 등푸른생선과 견과류, 녹황색 채소에 풍부하게 함유되어 있고, 오메가6 지방산은 해바라기씨유, 옥수수기름, 콩기름 등에 풍부하다.

건강에 좋은 불포화지방산도 무턱대고 많이 먹는 것은 바람직하지 않다. 불포화지방산 역시 결국은 지방이기 때문이다. 과량 먹으면 잉

여의 에너지로 저장될 수 있으니 총 섭취량의 25%를 넘기지 않는 것이 좋다.

③ **트랜스지방산** 마지막으로 소개할 지방산은 트랜스지방산이다. 트랜스지방산은 불포화지방산으로부터 만들어진 지방산인데 포화지방산보다 인체에는 더욱 해롭다. 액체인 불포화지방산의 산패를 억제하고 보존 기간을 늘이기 위해 수소를 첨가, 가공해서 고체 형태로 만들었기 때문에 끓는점이 높아 요리에 활용하기도 쉽다.

하지만 몸속으로 들어오면 불포화지방산을 밀어내고 그 자리를 차지하는데, 불포화지방산과는 반대로 HDL 콜레스테롤을 낮추고 LDL 콜레스테롤 수치를 높여 동맥경화·이상지질혈증 같은 각종 혈관 질환을 일으킨다. 전립선암·위암·대장암 같은 암의 위험성도 높인다. 더 큰 문제는 트랜스지방은 체내에 한번 들어오면 쉽게 배출되지 않는다는 것이다. 따라서 섭취를 최대한 제한하는 것이 최선이다.

트랜스지방이 많이 함유된 식품은 마가린, 쇼트닝과 같은 경화유가 대표적이고, 식용유의 경우 튀기는 횟수가 늘어날수록 트랜스지방산이 증가한다. 따라서 튀김유는 여러 번 재사용해서는 안 된다. 특히 기름을 반복적으로 튀기는 패스트푸드나 과자, 인스턴트식품에도 트랜스지방산이 많이 함유될 수 있어 주의가 필요하다.

이러한 지방산의 특성을 고려해서 현명하게 지방을 섭취해야 한다. 지방은 우리 몸에 필요한 지용성 비타민과 필수 지방산을 제공하고 지질대사에도 필수적이기 때문에 무조건 지양할 것이 아니라 적당량을 섭취하는 것이 좋다. 다만 지방의 종류에 따라 건강에 미치는 효과가 다르기 때문에 섭취하는 지방의 종류에 주의를 기울여서 선택해야 한다.

우리 몸에 꼭 필요한 단백질

단백질은 잘 알려진 대로 근육을 구성하는 주 성분이다. 비단 근육뿐만이 아니라 간이나 신장 같은 주요 장기를 구성하고 있고, 소화 및 대사 과정에 필수적인 효소를 만들거나 호르몬을 합성하는 데에도 필수적으로 사용되며 면역 세포를 구성하고 기능하게 하는 중요한 역할을 한다.

이런 단백질은 여러 개의 아미노산으로 구성되어 있는데 총 20가지의 아미노산에 의해 굉장히 다양한 조합이 가능하다. 단백질을 구성하는 아미노산 중 히스티딘, 라이신, 류신, 메티오닌, 발린, 이소로이신, 트레오닌, 페닐알라닌, 트립토판 등과 같은 9개의 필수 아미노산은 체내에서 합성이 불가능하므로 반드시 외부에서 섭취를 통해 적절한 양을 보충해주어야 한다.

단백질을 섭취할 때는 이 필수 아미노산이 포함되어 있는지가 매우 중요하다. 질 좋은 단백질이란 필수 아미노산이 골고루 충분히 함유된 단백질을 의미한다.

우리가 섭취하는 단백질은 단백질 공급원에 따라 크게는 동물성 단백질과 식물성 단백질로 나눌 수 있다.

< 단백질의 종류 >

동물성 단백질	소고기, 돼지고기, 닭고기, 우유, 달걀 등
식물성 단백질	쌀, 시금치. 콩, 완두콩, 통밀 등

동물성 단백질은 소고기나 돼지고기, 닭고기, 달걀이나 우유 등 동물로부터 얻을 수 있는 단백질이다. 식물성 단백질은 콩이나 곡류와 같은 식물을 통해 얻는 단백질이다.

이렇게 종류를 나누는 이유는 각각의 특성이 다르기 때문이다. 간혹 동물성 단백질은 지방이 많아서 좋지 않다고 식물성 단백질만을 선호하는 사람들이 있는데, 이는 각각의 특성을 잘못 이해한 것이다. 동물성 단백질이 상대적으로 포화지방산의 함량이 높기는 하다. 하지만 필수 아미노산이 골고루 함유되어서 신체 이용률 및 흡수율이 높고 여러 가지 비타민과 미네랄도 풍부하다. 반면에 식물성 단백질은 열량이 낮은 편이고 콜레스테롤이 낮고 혈압을 낮춰주는 장점이 있으나 필수 아미노산을 모두 함유하고 있는 경우가 적고 함량 또한 낮은 편이라는 단점이 있다.

일반적으로는 필수 아미노산을 고루 포함하고 있는 동물성 단백질이 조금 더 질적으로 우수하다고 여겨지지만, 동물성 단백질만을 섭취할 경우 같이 함유된 포화지방의 섭취 역시 높아지고 열량도 높은 편이라 비만 및 대사성 질환의 위험도를 높일 수 있다.

반대로 필수 아미노산이 부족한 식물성 식품만 계속 섭취한다면 단백질 합성이 원활하지 못해 성장이 지연되고 우리 몸이 제 기능을 다하지 못할 것이다. 따라서 동물성 단백질과 식물성 단백질을 골고루 먹는 것이 가장 이상적이다.

그렇다면 단백질이 풍부한 식품이나 제품을 고를 때 어떻게 해야 필수 아미노산의 종류나 함량을 알 수 있을까? 단백질의 질을 비교하기 위해서는 세계보건기구(WHO)에서 정한 '아미노산스코어'를 참고하면 좋다.

< 아미노산스코어 >

식물성		동물성	
백미	65	우유	100
현미	68	달걀	100
밀가루	38	닭고기	100
식빵	44	치즈	92
우동	41	연어	100
콘후레이크	16	오징어	71
콩	86	전복	68
아스파라거스	68	바지락	81
당근	55	새우	85

출처 : 세계보건기구(WHO)

'아미노산스코어'란 단백질에 포함된 9가지 필수 아미노산의 함량을 비교해 나타낸 지표로, 우리나라 식품의약품안전처에서도 아미노산스코어가 85점 이상이 되어야 건강기능식품으로 인정해주고 있다.

우유, 달걀은 아미노산 스코어가 높아 완전 단백질이라고도 불린다. 원료 중에는 유청 단백질과 카제인 단백질의 아미노산 스코어가 높다.

고령층의 경우 소화력이 떨어지고 소화 효소의 활성도도 낮아서 동물성 단백질을 잘 섭취하지 않는 경우가 많은데, 필수 아미노산이 부족하지 않도록 아미노산 스코어가 높은 단백질을 선택하는 것이 좋다.

03
가짜 배고픔을 주의하라

다이어트를 위해 병원을 찾는 환자들이 가장 많이 하는 말이 있다.

> "선생님, 저는 항상 배가 고파요. 음식을 푸짐하게 먹어도 돌아서면 배고프고, 저녁을 먹었는데도 2~3시간 지나면 야식이 당겨서 참을 수가 없어요."

흔히들 배고픔이나 포만감은 위에서 느낄 것이라고 생각하지만 실제 위에는 일종의 압력 센서만 있다. 우리가 배고픔을 느끼는 기전은 뇌에 있다. 위에 있는 센서가 위에 음식물이 비어있으면 뇌의 시상하부로 신호를 전달하고 뇌에서 여러 신경호르몬이 작용해서 배가 고프다고 인식하게 한다. 반면에 음식물이 가득 찼으면 위에서 압력 신호를 보내고 뇌에서 포만감을 느끼니 그만 먹도록 신경전달물질을 분비한다.

물론 뇌에서 배고픔이나 포만감을 느끼는 신호기전은 그리 단순한 문제는 아니다. 이 신호를 연결하기 위해서 그렐린이나 렙틴과 같은 호르몬, 세로토닌, 도파민 같은 신경전달물질 등 다양한 신호체계가 복잡하게 작용한다.

그러다 보니 우리의 뇌는 종종 착각하기도 한다. 실제로 위의 압력 센서는 비어있는데 포만감을 느끼기도 하고, 위가 가득 차서 압력 센서가 작동하는데도 뇌는 인지하지 못하고 배고픔을 느끼기도 한다.

예를 들어보자. 소개팅에 나가서 긴장되고 어색한 데다가 상대가 마음에 들어 신경이 쓰인다면 우리는 배고픔을 잘 느끼지 못한다. 이것은 내숭이 아니다. 실제로 소량의 음식만 먹어도 충분히 배가 부르다고 느끼는 것이다. 이는 상대에 대한 긍정적인 감정으로 인해 나오는 세로토닌 때문에 뇌가 착각을 해서 발생하는 일이다.

반면에 직장에서 상사에게 깨지고 스트레스를 잔뜩 받은 날을 떠올려보자. 퇴근해서 저녁을 먹었는데도 헛헛한 느낌은 사라지지 않는다. 뭔가 다 채워진 것 같지 않고 계속해서 배고픔을 느끼다가 결국 야식으로 맵고 짠 양념치킨을 먹으면 비로소 배고픔이 조금 해결되는 걸 느낀다. 과도한 스트레스가 코르티솔이나 그렐린 같은 호르몬을 자극해서 실제 위에 음식이 가득한데도 뇌에서는 배고픔을 느끼게 한 결과다.

이것이 바로 가짜 배고픔이다.

가짜 배고픔을 느끼게 되는 몇 가지 기전들을 살펴보자. 우리 몸은 주 에너지원인 혈액 속 포도당 수치, 즉 혈당을 일정하게 유지하도록 한다. 그런데 혈당이 낮아지면, 포도당 대사에 관여하는 호르몬인 인슐린 농도도 줄어든다. 이는 GLP-1, 렙틴 등 식욕억제호르몬의 감소로 이어진다. 그 결과 위장관 내 음식의 양과는 상관없는 생리적 배고픔을 유발한다.

'혈당이 낮아졌다면 배고픈 상태가 맞는 것 아니야?'라고 생각한다면 앞에서 설명한 탄수화물의 특성을 다시 떠올려보자. 우리가 혈당을 빠르게 올리는 단순당이 많이 포함된 식사(칼국수나 피자 등)를 하고 나면 빠르게 증가하는 혈당을 낮추기 위해 인슐린이 과다 분비된다. 혈당이 높아진 것은 응급상황이므로 인슐린을 최대한 짜내서 빠르게 혈당을 감소시키는 것이다.

그러나 과도하게 나온 인슐린은 혈당을 정상 수치보다 더 크게 떨어뜨린다. 이 현상을 '혈당 스파이크'라고 한다(혈당이 스파이크처럼 솟구쳤다가 급격하게 떨어지는 현상을 의미한다). 혈당이 떨어지니 인슐린은 분비를 멈추고, 대신 다시 혈당을 올리기 위해 배고픔을 유발하는 그렐린 호르몬이 증가하고 포만감을 느끼게 해주는 렙틴과 같은 호르몬은 감소하는 것이다. 그 결과 식사를 한 지 얼마 지나지도 않았는데 다시 배고픔을 느끼게 된다.

우스갯소리로 여자들은 밥 배, 디저트 배가 따로 있다고들 한다. 이

것 역시 같은 기전으로 설명이 가능하다. 식사를 하고 포만감을 느끼는 상태에서 단순당이 가득한 달콤한 디저트(케이크, 도넛, 밀크셰이크 등)를 먹으면 즉각적으로 혈당이 급증하고, 이를 낮추기 위한 인슐린 분비가 가속화된다. 혈당은 혈당 스파이크를 보이고 급감하게 되므로 위에는 아직 음식물이 가득하지만, 먹는 사람은 배가 꺼져서 디저트나 다른 음식을 더 먹을 수 있다고 착각하는 것이다(이것은 후에 기술할 탄수화물 중독의 기전과도 일치한다).

또 다른 기전은 뇌에서 이미 인식하고 있는 상황이다. 명절 연휴라든지, 회식이나 외식, 운동 경기를 관람하는 상황 등이 대표적이다. '명절에는 많이 먹어야 복이 오지', '회식은 고기지', '축구 볼 때는 치맥이지' 등 머리에 인식된 상황이 위장관과 상관없이 미리 호르몬과 신경전달물질을 분비해 가짜 배고픔을 유발한다. '파블로프의 개'와 같은 조건반사적인 반응이다.

또한 감정적으로 우울하고 스트레스를 받았을 때도 가짜 배고픔이 생길 수 있다. 일명 스트레스 호르몬이라 불리는 코르티솔은 혈당조절에도 관여하는데, 스트레스를 받으면 코르티솔이 과도하게 분비되어 식욕 관련 호르몬 균형을 깨트릴 수 있다.

또 한 가지 특수한 상황은 비만한 경우다. 특정한 상황이나 특정 음식을 먹은 것도 아닌데 항상 배고픔을 느끼고, 음식을 먹어도 쉽게 포만감을 느끼지 못한다면 내 몸에 렙틴 저항성이 생긴 것일 수도 있다.

우리 몸에서 포만감을 느끼게 해주는 주요 호르몬은 렙틴이다. 이

렙틴은 지방 세포에서 주로 분비가 되기 때문에 체지방량이 많은 비만한 사람들에게는 렙틴이 정상보다 높은 경우가 많다.

포만감을 느끼게 해주는 렙틴이 많으면 쉽게 배부르고 좋은 것 아니냐고? 그렇지 않다. 인슐린도 과도하게 나오면 세포가 반응하지 않는 저항성이 생기는 것처럼 렙틴 역시 지속적으로 많은 양이 분비되면 우리 몸은 렙틴 저항성이 생긴다. 엄마 잔소리를 한두 번 들었을 때는 말을 듣지만, 잔소리 폭격이 이어지면 오히려 반항하거나 그냥 무시하는 것과 같은 이치다.

이처럼 렙틴에 저항성이 생겨버리면 쉽사리 포만감을 느끼지 못한다. 음식을 충분히 먹으면 위에서 뇌로 신호를 보내고, 렙틴이 분비되어서 배가 부르니 식사를 멈추도록 작용해야 하는데, 렙틴이 나와도 우리 몸은 포만감을 느끼지 못한다. 그렇게 되면 필요 이상으로 식사량이 늘어나게 된다. 과도하게 섭취된 에너지는 지방으로 전환되고, 지방 세포는 더 많은 렙틴을 분비해서 렙틴 저항성을 가속화하는 악순환의 고리에 빠지게 된다.

게다가 렙틴의 신호가 감소하면 우리 몸은 에너지가 부족한 상태라고 인식해서 에너지 소비를 줄이고 활동량을 줄이려고 한다. 게을러지고 움직이기 귀찮아진다. 그래서 비만한 사람들은 체중을 감량하는 것이 더욱 어렵다. 호르몬의 균형 자체가 무너져있기 때문에 식사량을 조절하는데 훨씬 더 어려움을 느끼기 때문이다. 이렇게 무너진 호르몬 균형을 다시 조절하는 데는 몇 개월 이상의 시간이 소요된다.

진짜 배고픔 vs 가짜 배고픔

건강한 몸을 만들기 위해서는 진짜 배고픔과 가짜 배고픔을 구별할 줄 알아야 한다. 식사를 한 지 3시간이 채 지나지도 않았는데 '갑자기' 배가 고픈 경우가 많다. 서서히 허기짐을 느끼는 것이 아니라 급격하고 갑작스러운 배고픔을 느끼면서 특정 음식(특히 떡볶이, 케이크 같은 맵고 짜고 단 특정 음식)이 먹고 싶다면 가짜 배고픔일 확률이 높다. 또 스트레스를 받거나 우울할 때 배고픔이 심해지고 음식을 먹어도 공허한 기분이 든다면 이 역시 가짜 배고픔일 수 있다.

가짜 배고픔이 느껴질 때 음식을 계속 먹으면 과다 영양소 섭취로 인해 남는 에너지원이 생기고, 이는 지방으로 축적돼 비만으로 이어지기 쉽다. 비만은 당뇨병, 이상지질혈증, 고혈압 등 각종 만성 대사성 질환 위험을 높인다. 따라서 가짜 배고픔이 느껴진다면 음식을 바로 먹는 것보다는 기다리는 것이 좋다.

다행히도 가짜 배고픔은 일정 시간이 지나면 사라지기 때문에 물 한 잔을 마시면서 15분 정도 참으면 이겨낼 수 있다. 지속적으로 특정 음식이 생각난다면 다른 곳으로 관심을 돌려보자. 가짜 배고픔은 뇌에서 착각하는 것이므로 뇌를 다시 속이면 된다. 잠시 산책하러 나가거나, TV를 보거나 친구나 가족들과 이야기하는 것, 음악을 듣는 것도 도움이 된다. 스트레스나 우울감에 의해서 발생한 가짜 배고픔은 특히 이 방법이 도움이 많이 된다.

렙틴의 저항성이 의심된다면 일단 식사 시간을 늘려보자. 식사 중

렙틴이 분비되는 데 15~20분 정도의 시간이 걸린다. 따라서 뇌가 충분히 음식을 섭취했다고 느끼도록 20분 이상 천천히 식사하는 것도 도움이 된다. 이때는 TV나 스마트폰에 집중하지 말고 식사 그 자체에 오롯이 집중하는 것이 좋다.

04
탄수화물 중독에서
벗어나라

먹을 것이 부족했던 시대에는 탄수화물이 꼭 섭취해야 하는 가장 중요한 영양소였다. 우리나라만 해도 과거에는 '한국인은 밥심이다!'라는 말이 있을 만큼 쌀과 같은 탄수화물을 중요하게 여겼다. 하지만 최근에는 현대인의 비만 원인이 탄수화물 과다라는 사실이 많은 연구로 밝혀지면서 케토제닉(저탄고지) 다이어트가 유행을 하고 탄수화물 섭취를 줄이고 있는 추세다.

그러나 실제 영양조사를 해보면 여전히 우리나라 사람들은 3대 영양소중 탄소화물의 섭취 기준이 지나치게 높다. 그 이유 중 하나는 탄수화물은 중독될 수 있다는 특징을 가지고 있기 때문이다.

우리를 위협하는 탄수화물 중독

'탄수화물 중독'이란 탄수화물 하루 권장량인 300~400g보다 많은 양의 탄수화물을 섭취하는 것이다. 특히 빵, 과자, 케이크, 사탕, 초콜릿 등 당분이 많이 함유된 음식의 섭취 욕구를 억제하지 못해 폭식하는 경향이 있다. 게다가 원하는 대로 탄수화물을 섭취하지 못하면 극도로 우울해지거나 예민해지고 점점 더 많은 양을 찾게 되는 중독과 유사한 현상을 보이기도 하기 때문에 이런 용어가 생긴 것이다.

탄수화물에 중독되는 이유는 간단하다. 탄수화물, 특히 단순당이 풍부한 음식을 먹으면 세로토닌이나 도파민과 같은 신경전달물질이 분비된다. 이들은 행복 호르몬이라는 별명을 가지고 있다. 즉, 단순당이 많은 음식은 즉각적으로 기분을 좋게 만든다. 크게 어렵지 않은 음식물 섭취라는 단순한 행동을 통해 기분이 좋아지게 되니 그 행위를 반복하게 되고, 그러다 보면 중독의 고리에 빠져 더 많은 탄수화물을 찾게 된다. 이것이 충족되지 못하면 금단현상처럼 초조, 불안, 우울한 증상이 발생한다.

게다가 단순당은 혈당의 변화로 인해 더욱더 탄수화물을 찾을 수밖에 없게 만든다. 혈당을 빠르게 올리는 단순당을 많이 섭취하면 인슐린의 과다 분비로 인해 저혈당을 초래하고, 우리 몸은 다시 혈당을 올릴 수 있는 당분을 요구하게 되어 결국 많은 양의 탄수화물을 반복해서 섭취하게 되는 것이다.

이러한 탄수화물 중독으로 인해 탄수화물에 치우친 식사를 하면 당뇨병을 유발할 수 있으며 몸에 흡수된 여분의 포도당이 중성 지방으로 변해 비만, 동맥경화, 지방간 등을 초래할 수 있으므로 반드시 식습관 개선이 필요하다. 탄수화물 중독은 정식 진단명이 아니기 때문에 명확하게 진단받을 수는 없다. 하지만 몇 가지 체크리스트를 통해 생활 습관을 점검해본다면 식습관의 개선이 필요한지 여부도 쉽게 알 수 있다.

☐ 아침 식사를 충분히 해도 점심시간 전에 금방 허기가 진다.

☐ 밥, 빵, 과자 같은 탄수화물 음식을 한번 먹기 시작하면 끝이 없이 먹는다.

☐ 정말 배가 안 고파도 밥을 먹을 때가 있다.

☐ 음식을 먹은 지 얼마 되지 않았는데도 만족이 안 되어서 더 먹는다.

☐ 스트레스를 받거나 우울해지면 단 음식을 먹고 싶어진다.

☐ 주위에 초콜릿이나 사탕, 과자와 같은 간식거리가 항상 있다.

☐ 점심 식사 후 오후가 되면 피곤함과 배고픔으로 집중이 안 된다.

☐ 충분히 식사를 했는데도 디저트를 먹는다.

☐ 배가 고프면 잠이 안 온다.

☐ 밀가루 음식을 주 3회 이상 먹는다.

위 10개의 항목 중 5개 이상 해당된다면 탄수화물 중독의 위험에 있는 상태이고, 7개 이상 해당된다면 탄수화물 중독이 의심되므로 지금 당장 식습관 개선이 필요하다.

탄수화물 중독에서 벗어나려면

탄수화물 중독을 개선하기 위해서는 탄수화물의 섭취량을 줄이는 것이 필수적이다. 그러나 무조건 탄수화물의 섭취를 제한하면 집중력이 저하되고 신진대사의 저하 및 면역력이 떨어질 수 있다.

무조건적인 제한보다는 단순당을 줄이고 대신 복합당의 섭취로 대체해보자. 가급적이면 밥과 빵, 밀가루보다는 통곡물이나 현미같이 식이섬유가 풍부한 복합당을 먹는 것이 좋다. 복합당은 혈당을 천천히 올리기 때문에 혈당 스파이크를 예방하고, 인슐린의 과도한 분비와 그로 인한 저혈당도 예방할 수 있어 탄수화물 중독에서 벗어날 수 있다.

단맛을 포기할 수 없다면 혈당에 영향을 주지 않는 스테비아나 알룰로스와 같은 대체당을 이용하는 것도 도움이 된다. 하지만 대체당도 많이 섭취하면 장내세균총의 균형을 깨뜨릴 수도 있으니 주의한다.

또한 끼니를 거르는 경우 혈당이 낮아져 이후 식사에서 폭식할 가능성이 커지므로 식사의 횟수를 줄이는 것보다는 식사량을 줄이는 것이 더 좋다. 식단에서 탄수화물을 줄이는 대신 양질의 단백질과 식이섬유를 풍부하게 섭취하면 포만감을 오래 유지할 수 있다.

마지막으로 질 좋은 수면은 각종 호르몬과 신경전달물질을 안정화시켜 탄수화물에 대한 갈망을 줄여주므로 식습관과 더불어 수면 습관도 같이 관리하자.

05
건강을 위협하는
야식증후군

1955년 미국에서 언급되기 시작한 개념인 '야식증후군'은 사실 정식적인 의학 용어는 아니다. 하지만 새로워지는 식문화에 경각심을 갖도록 만들어진 후 널리 사용되고 있다. 하루 전체 식사량 중 50% 이상을 밤 7시 이후에 섭취하며 이러한 행위가 3개월 이상 지속되면 '야식증후군'이라고 칭한다.

현대인들이 야식을 찾는 것에는 심리적 불안, 걱정, 스트레스도 한몫한다. 야구선수가 긴장을 풀기 위해 껌을 씹는 것처럼 저작 활동은 긴장을 풀어주고 스트레스 지수를 낮춰주기 때문이다.

하지만 일상의 스트레스는 적절한 취미 활동으로 극복해야지 야식과 같이 자극적인 음식으로만 해결해서는 안 된다. 그러다가는 위장관의 건강도 나빠지고 가짜 식욕을 촉진해서 결국 비만을 부를 수밖에 없다. 또한 탄수화물이 많은 음식을 먹으면 위에서 설명한 중독의 기전에 따라 세로토닌이나 도파민이 쉽게 나오기 때문에 이런 야식을 몇 번 먹으면 금방 중독되고 어느새 습관처럼 자리 잡게 된다.

우리 몸은 섭취한 에너지를 이용해서 신체가 잘 활동할 수 있도록 효율적으로 프로그래밍 되어있다. 따라서 활동량이 많은 낮에는 주로 에너지를 바로바로 낼 수 있게 만들어주는 호르몬이 많이 나오고, 수면을 취하고 쉬어야 하는 밤에는 식욕을 억제하며 잠을 자고 몸을 이완해주도록 유도하는 호르몬이 주로 나오게 된다. 그런데 쉬어야 할 저녁에 음식물이 들어온다면 이런 호르몬의 균형이 깨지며 생체리듬까지도 완전히 망가지게 된다.

그렇지 않아도 활동량이 적어서 소비할 에너지가 거의 없는데 호르몬까지 에너지를 연소하기보다는 저장하려는 방향으로 분비된다면 늦은 시간 섭취한 고열량의 기름진 음식은 먹는 족족 지방으로 저장될 수밖에 없다.

그뿐만이 아니다. 소화 기관도 저녁에 쉴 준비를 하고 있는데 갑자기 음식물이 들어오니 소화 활동을 제대로 해내지 못해 소화 불량, 역류성 식도염, 위염과 같은 위장관 기능 장애가 생기기 쉽다. 게다가 숙면을 취하기도 힘들어진다. 자는 동안에 모든 장기가 대사를 최대로 줄이고 쉬어야 하는데 음식물이 들어와서 계속 이런저런 호르몬을 자극하니 신호를 보내는 뇌도, 신호를 받는 각종 장기도 제대로 쉴 수 없기 때문이다.

이런 야식증후군을 극복하려면 무엇보다도 생활 습관의 개선이 가장 급선무다. 그렇다면 야식증후군에서 벗어나 조금 더 건강한 삶을 살 수 있도록 돕는 습관에는 무엇이 있을까?

아침 식사를 규칙적으로 챙겨먹고 주 3회 이상 가벼운 운동을 하는 것은 야식증후군을 이겨내는데 가장 도움이 되는 생활 습관이다. 또한 질 좋은 수면과 건강한 취미 활동 역시 스트레스를 줄여서 야식을 멀리 할 수 있도록 도와줄 것이다. 건강한 생활 습관을 만드는 좀 더 구체적인 이유와 방법은 뒤에서 자세히 다루도록 하겠다.

06
케토제닉 다이어트

다이어트의 종류는 수백 가지가 넘지만, 유행과 흐름이 있다. 최근 몇 년 동안 가장 유행하고 많은 관심을 받은 다이어트 방법은 아무래도 '케토제닉 다이어트', 이른바 저탄고지 다이어트다.

원래 케토제닉 다이어트는 체중 감량 목적의 식이가 아니라 소아뇌전증 환자의 치료식으로 사용되던 식이 요법이다. 우리 몸의 에너지 대사를 탄수화물이 아닌 지방 중심으로 활용하는 것이다.

사실 이전에는 지방에 대한 좀 억울한 누명이 있었다. 현대인들이 비만이 많고, 특히 이상지질혈증(고지혈증, 고콜레스테롤혈증)의 유병률이 높다 보니 이러한 현상이 지방을 많이 먹어서 발생한 일이라고 생각하던 시절이 있었다. 지방은 건강에 나쁘다는 인식과 함께 무조건 적게 먹어야 한다는 주장도 있었고, 그 당시 지방의 섭취를 줄이는 여러 다이어트 방법이 유행하기도 했다.

그러나 이미 배운 바와 같이 우리 몸에서 지방(살)을 쌓이게 하는 것은 지방보다는 탄수화물의 역할이 크다. 탄수화물을 과다하게 먹어서 포도당이 우리 몸에 너무 많이 들어오면 혈당을 급격하게 올리게 되고, 다 쓰이지 못하고 남은 혈액 속 포도당은 에너지로 바로 꺼내 쓸 수 있는 글리코겐 형태와 좀 더 오래 저장할 수 있는 지방의 형태로 나눠서 저장을 한다.

문제는 글리코겐은 저장될 수 있는 양에 한계가 있지만 지방은 그 한계가 없다는 것이다. 특히 현대인들의 식습관에서는 탄수화물 중독, 탄수화물 과다 섭취가 특징적인만큼 현대인의 비만은 지방보다는 탄수화물에 그 원인이 있다고 볼 수 있다.

게다가 탄수화물의 과다 섭취는 혈당을 올려서 인슐린 분비를 촉진시키고, 고인슐린혈증은 인슐린 저항성은 물론, 췌장에도 부담을 줘서 당뇨가 발생하기 쉽다. 높아진 혈당은 지질대사는 물론 혈관에도 영향을 줘서 이상지질혈증, 고혈압과 같은 만성 대사성 질환들까지 유발할 수 있다.

우리 몸의 에너지 대사에 대해서는 이미 설명한 바 있다. 우리 몸의 3대 에너지원인 탄수화물, 단백질, 지방 세 가지 중에서 가장 선호되는 에너지원인 탄수화물의 섭취를 제한하면, 우리 몸에서는 바로 쓸 수 있는 에너지원이 없으니 비상사태로 인식한다.

급한 대로 지방산을 산화해서 에너지를 만들어내는데 이때 케톤이 함께 생성된다. 그래서 케톤을 만드는 식이 요법이라는 뜻으로 '케토제닉 다이어트'라고 이름 지어졌다. 탄수화물의 섭취를 제한하면 일단 혈당에 영향을 주지 않으니 인슐린의 분비에도 문제를 일으키지 않는다. 게다가 저장된 지방을 태워서 에너지를 만드니 체지방 감량에도 도움이 된다. 이렇게 들으면 케토제닉 다이어트는 현대인들에게 정말 이상적인 다이어트 방법이라는 생각이 들 것이다.

하지만 문제는 장기간 지속했을 때다. 우리 몸은 원래 지방을 주 에너지원으로 쓰도록 프로그래밍 되어있지 않기 때문에 장기간 시행 시 여러 가지 문제를 유발할 수 있다.

일단 우리 몸은 포도당만을 에너지원으로 쓰는 장기들이 있다. 대표적인 장기가 뇌인데, 지나치게 탄수화물의 섭취를 제한하면 뇌가 쓸 에너지원이 없다 보니 쉽게 피로감을 느끼게 되고 집중력 부족은 물론 인지기능 감소, 불안감, 초조함, 우울감 등을 유발할 수도 있다. 또한 케톤은 산성이기 때문에 과도한 케톤이 생성되면 우리 몸이 산성화되는데 산-염기 균형이 맞지 않는 케톤산증과 같은 질병도 발생할 수 있다.

장기적으로 탄수화물의 섭취가 제한되면 지방만 사용하는 것이 아니라 근육까지도 에너지 대사에 사용되므로 근육량도 줄어들게 된다. 이렇게 영양 균형이 깨진 상태가 지속되면 우리 몸의 신진대사가 저하돼서 기초 대사량이 감소하고 에너지를 더욱더 저장하려고 하기 때문에 이 방법을 중단한 이후에 요요 현상이 오기도 쉽다.

따라서 고도비만인 사람이 단기간 빠르게 체중과 체지방을 감량하는 데는 추천하는 방법이지만, 정상체중인 사람, 근육량이 적은 사람에게는 추천하지 않고, 특히 장기적인 다이어트 방법으로는 추천하지 않는다.

케토제닉 다이어트 실행 방법

그렇다면 단기간 케토제닉 다이어트를 한다면 어떻게 하는 것이 좋을까?

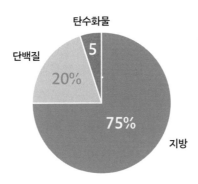

< 케토제닉 다이어트 영양 비율 >

위 표에서도 나와 있듯이 케토제닉 다이어트의 핵심은 탄수화물의 섭취를 줄이는 데 있다. 완전히 끊는 것이 아니라 하루 섭취량 중 5%정도로 제한해서 섭취하는 것이다. 성인이라면 보통 밥 50g 정도의 양이다. 이 탄수화물로 뇌를 비롯한 주요 장기가 최소한의 기능을 할 수 있도록 포도당을 공급한다.

5%의 탄수화물은 가급적이면 단순당보다는 복합당으로 섭취하는 것이 좋다. 간혹 탄수화물을 줄이기 위해서 곡기를 끊었으니 배를 채

우기 위해 채소를 하루 종일 먹는다고 하는 경우도 있다. 일반적으로 채소에 있는 탄수화물은 복합당이나 식이섬유가 많기 때문에 나쁘지 않은 방법이지만 주의해야 하는 채소도 있다.

브로콜리나 아스파라거스처럼 식이섬유가 풍부하고 당질의 함량이 적은 채소는 케토제닉 다이어트에서 간식으로 적합하다. 하지만 당근, 고구마, 옥수수와 같이 당질(녹말, 전분)의 함량이 높은 채소는 씹으면 씹을수록 단맛이 난다. 이런 채소들은 탄수화물, 특히 당질의 함량이 생각보다 높으므로 케토제닉 다이어트를 할 때는 양을 조절하는 것이 좋다.

케토제닉 다이어트를 할 때 제일 많이 실수하는 부분은 과일에 대한 것이다. 과일은 신선 식품이고 건강에 좋다는 인식이 있다 보니 케토제닉 다이어트 중에도 안심하고 마음껏 먹는 경우가 있다.

하지만 과일 중에서도 바나나, 망고, 포도같이 단맛이 강한 과일은 탄수화물, 특히 단순당의 함량이 꽤 높은 편이다. 그러니 딸기나 라즈베리, 블루베리같이 상큼한 과일들을 선택하자. 이런 과일들은 단순당의 함량이 적고 탄수화물이라고 해도 대부분 흡수되지 않는 식이섬유로 구성이 되어 있는 데다가 각종 비타민과 무기질까지 풍부해서 다이어트 중에 부족할 수 있는 미세 영양소까지 채울 수 있다.

또 하나 많이 하는 실수는 잘못된 지방의 선택이다. 탄수화물을 줄인 만큼 지방을 먹을 수 있다 보니 아무 지방이나 무턱대고 먹는 사람들이 많다. 예를 들면 곱창이나 삼겹살을 먹으면서 볶음밥이나 면을 먹지 않으니 케토제닉 다이어트 중이라고 하기도 한다.

물론 케토제닉 다이어트의 원칙상 삼겹살이나 곱창도 먹을 수는 있다. 단 먹는 양에 주의가 필요하다. 탄수화물이나 단백질은 1g당 4kcal의 열량을 내는 반면 지방은 1g당 9kcal로 열량이 두 배 이상 높다. 지방을 먹는 것은 괜찮으나 고지방식은 고열량식이기도 하다. 탄수화물의 섭취를 줄인다고 해도 전체 섭취 열량이 너무 많다면 체중을 줄일 수는 없다. 따라서 하루 총 섭취 칼로리를 반드시 확인하고 식단을 짜야 한다.

특히 지방도 포화지방산과 불포화지방산에 대해 배운 만큼 이왕이면 쉽게 쌓이는 포화지방보다는 지질대사의 균형을 맞춰주고 에너지대사에 잘 관여할 수 있는 불포화지방산 위주로 먹는 것이 좋다. 그러기 위해서는 가급적이면 소고기나 돼지고기보다는 연어나 고등어 같은 어류, 견과류, 올리브오일 같은 식품을 추천한다. 특히 트랜스지방산이 많은 가공된 육류는 주의해야 한다.

케토제닉 다이어트 부작용

케토제닉 다이어트를 하다보면 어쩔 수 없이 신체의 불편감이 생기는 경우도 있다. 가장 많이 호소하는 불편감은 구취다. 지방을 연소하면서 생성되는 케톤은 산성이라 특유의 식초 같은 입 냄새가 발생할 수 있다.

이러한 현상은 케토제닉 다이어트를 하는 사람들에게 꽤 흔해서 '케토 호흡(keto-breath)'이라고 부르기도 한다. 케톤의 생성이 많아져서 특징적인 시큼한 구취가 느껴진다. 이런 경우 케톤이 많이 만들어지면서 체내 산염기 균형(pH balance)이 깨지는 케톤산증이 올 수 있으므로 기존보다 탄수화물의 섭취 비율을 높이는 것이 좋다.

또한 케토제닉 다이어트를 시작한 초기에 가벼운 몸살과 유사한 증상이 나타나기도 한다. '케토플루(keto-flu) 증상'이라고도 하는데 감기와 유사한 피로감, 두통, 코 훌쩍임과 같은 증상을 주로 보인다. 이는 몸에서 일반적인 포도당대사가 아니라 지방의 대사가 늘어나면서 발생하는 증상으로, 건강한 사람은 2~3주 정도 지나면 저절로 사라진다. 하지만 2~3주가 지난 이후에도 지속적으로 피곤하고 두통과 같은 증상이 유지된다면 케토제닉 다이어트가 적합하지 않다는 신호다. 이때는 본인에게 잘 맞는 다른 식이 요법을 찾아보는 것이 좋겠다.

07
다이어트 효과
배로 높이는 식재료

체중 감량을 위해서는 무엇보다도 식습관이 중요하다. 무엇을 먹는지에 따라 신진대사를 높이고 효율적으로 체지방을 연소시킬 수도 있고, 반대로 체지방을 늘리고 체내 염증을 증가시킬 수도 있다. 효과적인 체중 감량을 위해 몇 가지 식재료들을 추천한다.

① **양배추** 양배추는 서양에서는 '가난한 자들의 의사'라고 불린다. 세계 3대 장수 식품으로 꼽히기도 한다. 개인적으로 가장 선호하는 다이어트 식재료이기도 하다. 양배추는 칼로리가 낮고 식이섬유가 풍부해서 체중 걱정 없이 먹을 수 있다. 양배추는 위에 좋은 식품으로도 유명한데, 비타민U 성분이 풍부해서 위 건강에 탁월하고, 각종 항산화 성분도 풍부한 편이다.

또한 특유의 아삭한 식감도 다이어트에 도움이 된다. 아삭하거나 질

긴 음식은 여러 차례 꼭꼭 씹어야 먹을 수 있는데, 이렇게 씹는 저작 활동에 의해 렙틴의 분비가 촉진되기 때문에 빠르게 포만감을 느낄 수 있다. 또한 저작 활동은 심리적 만족감도 줄 수 있어 가짜 배고픔을 이기고, 다이어트 중 스트레스를 푸는 데도 좋다.

단 칼로리가 낮은 만큼 전체적인 영양 성분의 함량이 낮은 편이라 원 푸드 다이어트로 이용해서는 안 된다(물론 어떤 음식이건 원 푸드 다이어트는 추천하지 않는다). 대신 다른 식사와 함께 샐러드나 쌈의 형태로 곁들여 먹으면 식이섬유가 포만감을 높이고 다른 음식에 포함된 지방이나 당의 흡수를 더디게 하기 때문에 전반적인 식사량을 쉽게 줄일 수 있다.

양배추는 겉은 야들야들하고 속은 단단한 편이라 개인이 선호하는 식감 부위를 이용하는 것도 좋은 방법이다. 또한 생으로 먹으면 아삭하고 익혀 먹으면 부드럽게 먹을 수 있어서 이 역시 기호에 따라 다양하게 요리해서 먹을 수 있다. 다만 양배추에는 수용성 영양소가 많기 때문에 오래 삶으면 끓는 물에 이 영양 성분이 빠져나갈 수 있다. 가볍게 데쳐 먹거나 전자레인지나 찜기 등을 이용하는 것이 좋다.

만약 과민성 대장 증후군, 특히 가스가 잘 차고 소화 불량이 자주 있다면 양배추를 많이 섭취했을 때 불편함을 느낄 수도 있다. 풍부한 식이섬유 때문에 일반적으로는 변비 개선에 좋고 장 건강에도 도움이 되지만 예민한 사람들은 대장운동이 항진되면서 오히려 가스가 차거나 설사를 할 수도 있기 때문이다. 이런 사람들은 양배추 대신 상추나 시금치, 토마토가 더 도움이 될 수 있다.

② **팽이버섯** 팽이버섯은 계절과 상관없이 사시사철 쉽게 구할 수 있고 가격도 저렴한 편이라 재료 접근성이 좋은 식품이다. 하지만 영양 성분은 결코 가볍지 않다.

팽이버섯은 양배추보다 식이섬유가 풍부하고 칼로리 역시 낮은 편이다. 양배추는 100g당 1.6g의 식이섬유를 포함하고 있지만, 팽이버섯은 100g당 3.9g으로 2배 이상의 식이섬유를 포함하고 있다.

칼로리 역시 100g당 36kcal으로 부담이 없는 데다가 '키토글루칸'이 풍부하다. 키토글루칸은 '버섯키토산'이라고도 불리는 성분으로 소화, 흡수되면서 장을 자극하고 장의 운동을 활발하게 하는 작용한다. 또 지방질을 흡착하고, 변과 함께 배출하는 기능도 있다. 팽이버섯에는 버섯 중에서도 이러한 키토글루칸이 매우 많이 함유되어서 체지방 연소를 도와 지방 흡수를 저해하고 내장 지방 감소에도 도움이 된다.

게다가 팽이버섯은 열에도 강하기 때문에 조리해도 영양 성분의 파괴가 거의 없다. 이러한 팽이버섯의 다이어트 효과를 높이고 싶다면 팽이버섯을 갈아서 얼리는 방법을 추천한다. 버섯류는 세포벽이 단단한 편이라 그 안의 영양 성분을 잘 흡수시키려면 세포벽을 깨서 섭취하는 것이 좋기 때문이다.

우선 팽이버섯을 잘 다듬어서 물과 함께 믹서기로 갈아낸 뒤 냄비에 넣고 끓여 육수와 같은 형태로 만들고, 이것을 한 김 식혀서 얼음 통에 넣어 얼린다. 그렇게 하면 내부 수분의 부피가 팽창하면서 세포벽을 파괴하고, 키토글루칸의 섭취량이 증가하게 된다.

이렇게 만든 팽이버섯은 나중에 한두 개씩 꺼내서 볶음이나 찌개 같은 요리에도 이용할 수 있다. 이러한 방법이 번거롭다면 팽이버섯을 다듬어서 달걀물과 함께 부쳐내면 간단하게 팽이버섯전을 만들 수 있다. 식이섬유가 풍부할 뿐 아니라 단백질의 함량도 높기 때문에 포만감이 좋아 출출할 때 부담 없는 간식으로도 즐길 수 있다.

③ **토마토** 서양 속담 중 '토마토가 빨갛게 익을수록 의사의 얼굴은 파랗게 질린다'는 말이 있다. 그만큼 토마토가 건강에 좋다는 의미다.

토마토가 빨갛게 익을수록 '라이코펜'이라고 하는 파이토케미컬 성분의 함량이 증가한다. 파이토케미컬은 식물 속에 존재하는 성분들 중에서 건강에 유익한 생리활성을 지닌 미량 성분을 의미하는데, 컬러 푸드에 많이 함유되어 있다. 컬러 푸드가 건강식품으로 꼽히는 가장 큰 이유이기도 하다.

라이코펜은 붉은 컬러 푸드에 많이 함유되어 있는 붉은 색소의 파이토케미칼로, 강력한 항산화 기능을 가지고 있다. 토마토는 수분 함량이 95%로 매우 높아 체내 수분을 보충하기에 좋고, 칼로리는 100g당 14 *kcal*로 낮기 때문에 저녁에도 살찔 걱정 없이 안심하고 먹을 수 있다.

토마토는 생으로 먹는 것보다 익혀서 먹을 것을 추천한다. 강력한 항염, 항산화 기능이 있는 라이코펜은 지용성 영양소이기 때문에 생으로 먹으면 흡수율이 떨어진다. 하지만 익혀 먹으면 흡수율은 2배로 증가하고, 올리브오일과 같은 기름과 함께하면 흡수율이 4배까지 증가한다. 토마토에 함유된 비타민C와 같은 수용성 영양소는 열에 약하긴 하지만 살짝 데쳐서 먹으면 파괴가 크지 않기 때문에 가볍게 데쳐 먹거나 기름에 살짝 볶아 먹으면 토마토의 영양분 흡수를 최대화할 수 있다.

어릴 때 할머니가 토마토에 설탕을 뿌려서 내어주시던 그 맛을 기억하고 설탕을 뿌려 먹는다면 토마토의 장점을 잃게 된다. 단맛이 필요하다면 설탕 대신 스테비아와 같은 대체당을 이용하자.

④ **양파** 양파는 중국인들이 많이 먹는 식재료다. 그래서인지 차이니즈 패러독스(chinese paradox) - 중국 사람들이 기름진 음식을 많이 먹음에도 비만율이 낮고 심혈관질환의 발병률이 낮은 현상-의 비결로 양파를 꼽는 전문가들이 많다.

양파는 식이섬유가 풍부하고 플라보노이드 함량이 높다. 플라보노이드는 파이토케미컬의 일종으로 식물이 외부의 유해 환경으로부터 스스로를 보호하기 위해 생성하는 항염 작용이 뛰어난 성분이다. 양파 특유의 알싸한 향을 내는 알리신이나 퀘르세틴 등이 여기에 해당하는데 특히 퀘르세틴은 지방 축적 억제에 탁월하고 LDL 콜레스테롤을 낮춰서 혈관 건강 및 비만 예방에 도움을 주는 성분으로 유명하다.

평소 양파를 많이 먹는 편인데도 다이어트 효과를 잘 느끼지 못했다면 양파에서 가장 중요한 부분을 섭취하지 않았기 때문일 가능성이 크다. 퀘르세틴은 양파 알맹이보다 껍질에 훨씬 많이 함유되어 있다. 양파 껍질은 질겨서 그대로 섭취하기는 어려우니 깨끗하게 세척해서 말린 후 차로 우려내서 마시거나 육수로 활용하는 것도 좋은 방법이다.

양파의 퀘르세틴은 익혀도 잘 파괴되지 않기 때문에 찜 요리 등에 사용할 때 통으로 사용하면 단맛도 극대화되면서 퀘르세틴의 섭취는 늘릴 수 있다.

⑤ **귀리** 다이어트에 흰쌀밥은 독이라는 말이 있지만, '한국인은 밥심'이라고 밥을 먹지 않으면 헛헛하고 식사를 하지 않은 것 같다고 불평하는 사람들이 많다. 다이어트 중에도 밥을 포기할 수 없다면 귀리를 이용하자.

백미보다 현미나 귀리, 보리 같은 잡곡이 다이어트에 더 좋다는 것은 이미 잘 알려진 사실이나 실제로 백미나 현미, 귀리 등의 무게 당 칼로리는 비슷하다. 그럼에도 불구하고 귀리를 추천하는 것은 같은 칼로리라고 해도 영양 성분이 더 좋기 때문이다.

귀리는 백미보다 식이섬유가 7배나 높아 포만감을 유지하기 좋다. 게다가 다이어트 중에도 놓쳐서는 안 되는 단백질도 챙길 수 있다. 백미보다 단백질 함량이 2배 이상 높아 식물성 단백질을 섭취하기에도 적당하다.

또한 귀리는 백미보다 당지수도 훨씬 낮기 때문에 식사 후에도 혈당을 천천히 올리고 인슐린의 분비가 적어 지방으로의 전환도 적다는 장점도 있다. 귀리에는 프로스타글란딘이 풍부해서 염증의 생성을 억제하고 피부 트러블을 진정시키는 효과도 있다. 다이어트를 하면서 피부 건강이 나빠졌다면 귀리로 체중과 피부 두 마리 토끼를 다 잡을 수 있다.

⑥ **컬리플라워** 컬리플라워는 양배추와 같은 십자화과의 식물로, 생김새는 브로콜리와 비슷하게 생겼지만 하얀색을 띤다. 대표적인 화이트 컬러 푸드로, 오프라 윈프리나 트럼프 전 대통령의 식단으로 꼽힐 만큼 미국에서는 유명한 식재료다.

컬리플라워는 익혀서 먹으면 익힌 감자와 식감과 맛이 유사해서 매쉬드 포테이토를 많이 먹는 미국인들의 다이어트용 대체식품으로도 많이 이용된다. 우리나라 식사 문화에서는 컬리플라워를 적당히 다지면 밥과 유사한 모양과 식감을 낼 수 있다. 그래서인지 '컬리플라워 라이스'라고 밥을 대신해서 요리하는 방법이 우리에게 조금 더 친숙할 것이다.

컬리플라워는 100g당 25$kcal$로 열량이 낮고 비타민C를 비롯한 영양 성분이 풍부하다. 컬리플라워는 신맛이 전혀 없지만 비타민C의 함량이 높은 편이라 피부 미용, 피로 회복에 탁월하고, 면역력 강화 효과도 있다. 컬리플라워 100g이면 비타민C 하루 권장량을 충족할 수 있다.

또한 화이트 컬러 푸드답게 설포라판이 풍부하다. 설포라판은 대표적인 항산화 성분으로 암이나 치매 예방에 도움이 된다는 연구 결과도 있다. 비타민K와 같은 지용성 영양소도 풍부하기 때문에 데치거나 익혀서 먹는 것이 흡수율이 더 좋다.

기름에 볶아 먹는 것도 좋은데, 특히 밥 대용으로 먹을 때 쌀과는 다르게 찰기가 없기 때문에 일반 밥보다는 볶음밥으로 먹을 때 좀 더 비슷한 식감을 느낄 수 있으면서 영양소의 흡수율도 올릴 수 있어 추천한다.

⑦ **과일** 흔히 다이어트에 과일과 채소가 좋다는 인식이 있으나 과일은 생각보다 당질의 함량이 높아서 섭취에 주의가 필요하다. 특히 포도나 복숭아 같은 경우는 당지수가 꽤나 높은 편이다. 체중 조절 중이라면 과일을 먹을 때도 당질 함량이 가급적 낮은 베리류와 같은 종류를 선택하고, 식후 후식으로 먹는 것보다는 식간이나 식전에 간식으로 즐기는 것이 좋다.

과일주스는 과당이 첨가되지 않은 100% 과일주스라고 해도, 잘게 갈린 액상 형태라 흡수가 빨라서 혈당을 빠르게 올리기 때문에 생과를 썰어서 먹는 것보다 인슐린의 분비를 높이고 저작 활동을 하지 않아서 포만감을 느끼기도 어려워 추천하지 않는다. 가급적이면 생과 형태 그대로 꼭꼭 씹어서 먹는 것이 좋다. 다이어트에 도움이 되는 몇 가지 과일을 소개한다.

| **바나나** 바나나는 단맛이 강하고 당질이 비교적 많이 함유된 과일에 속한다. 바나나 100g에 93$kcal$로 열량도 결코 낮지 않다. 그럼에도 불구하고 다이어트에 도움이 되는 과일로 바나나를 가장 먼저 소개한 것은 잘만 이용하면 다이어트의 효율성을 높일 수 있기 때문이다.

바나나는 70% 정도의 수분을 가지고 있어서 수분 보충에 좋고, 칼

륨이 많아 나트륨 배출에도 도움이 된다. 운동 전에 먹으면 운동의 효율성을 높일 수도 있어서 운동을 열심히 하면서 다이어트를 하는 사람들에게는 더욱 추천한다.

비타민A와 비타민C도 풍부하다. 다만 다이어트 중에 바나나를 선택할 때는 노랗거나 갈색을 띠는 후숙이 잘된 바나나보다는 약간 초록기가 있는 덜 익은 바나나를 고르자. 후숙이 덜 된 바나나는 저항성 전분이 포함되어 있어 혈당에 대한 영향이 적고 칼로리도 낮은 편이면서 칼륨과 같은 무기질이나 비타민은 그대로 섭취할 수 있다.

| 자몽 한때 유행했던 덴마크 다이어트의 핵심은 자몽이다. 자몽은 수분 함량이 무려 90%다. 그만큼 수분 보충에 도움이 된다. 칼로리는 100g당 30$kcal$로 매우 낮다. 당질의 함량도 매우 낮아 저녁에 먹어도 부담이 적은 과일이다.

자몽은 비타민C도 매우 풍부한데, 자몽 반 개면 비타민C 일일권장 섭취량을 채울 수 있다. 다만 자몽은 특유의 떫은맛 때문에 호불호가 있는 과일이다. 하지만 바로 이 떫은 맛이 다이어트를 도와준다.

자몽의 떫은맛은 나린진이라고 하는 성분 때문인데, 과육 자체보다는 과육에 붙어 있는 하얀 속껍질에 많다. 이 성분은 지방을 태우는 UCP단백질을 촉진해서 지방을 더 빨리 연소하게 한다. 시중에 판매되는 다이어트 보조제 중에 자몽을 이용한 제품이 많은 것도 이 나린진 성분 때문이다.

다만 자몽은 만성질환으로 약물을 복용 중이라면 섭취에 주의가 필요하다. 자몽은 약물의 간 대사에서 관여하는 CYP450(사이토크롬 P450, cytochrome P450) 효소를 억제하기 때문이다. 따라서 이 효소작용에 의해 대사되는 의약품과 함께 먹으면 약물 대사에 영향을 줄 수 있다. 스타틴 계열의 고지혈증 치료제나 칼슘채널 차단제 같은 혈압약, 일부 부정맥 치료제나 골다공증 치료제 등을 복용 중이라면 같이 먹지 말고 반드시 시간차를 두고 복용하자.

| **아보카도** 숲속의 버터라고 불리는 아보카도는 타임지가 선정한 세계 10대 슈퍼 푸드로 꼽히면서 선풍적인 인기를 끌었다.

아보카도는 100g당 160kcal로 열량이 높은 편이지만 일반적인 과일에서는 찾기 힘든 단백질과 불포화지방산이 풍부하다. 버터를 좋아하지만 체중 조절 때문에 잘 먹지 못했다면 대신 아보카도를 추천한다. 아보카도의 불포화지방산 함량은 무려 84%인데, 오메가3, 오메가6, 오메가9이 골고루 함유되어 있어서 체내 오메가 지방산의 균형을 맞추는 데도 도움이 된다.

특히 이중 오메가9에 주목하자. 오메가9은 '올레산'이라고도 하는데, 지방을 연소시키고, 지방의 체내합성을 저해하는 기능을 해서 다이어트에도 도움을 준다.

다만 아보카도의 인기가 높아짐에 따라 전 세계적으로 소비량이 증가하면서 아보카도 농사 때문에 산림이 파괴되고 어마어마한 물소비량이 동반된다는 점과 탄소발자국, 유통 과정 중의 문제 등 환경과 사회적 이슈가 있는 만큼 선택에는 신중해야 하겠다.

⑧ **커피** 조금 색다른 식품을 소개해보려고 한다. 바로 현대인들의 필수품이라고 불리는 커피! 커피의 건강효과는 아직까지도 많은 논란이 있다. 하지만 다이어트에 대한 효과는 논란이 없을 것이다.

커피에 포함된 카페인 성분은 교감 신경계를 항진시켜 신진대사를 촉진하기 때문에 에너지 소비를 늘리는 데 도움을 준다. 카페인은 고도비만 환자들의 체중 감량을 위해 의사가 처방하는 의약품에 포함되는 성분이기도 하다.

실제로 운동선수들도 운동 효과 및 집중력, 운동 능력을 높이기 위해 운동 전에 커피나 카페인 보충제를 마시기도 한다. 카페인이 체내에 흡수되는 데 30분 이상의 시간이 소요되므로 운동 직전이나 운동 중보다는 운동 1시간 전에 커피를 마시는 것이 운동 효과를 높이는 데 좋다. 또한 커피에는 폴리페놀 성분도 포함되어 있어서 운동이나 다이어트 중에 나오는 활성산소를 제거하는 데도 도움이 될 수 있다.

그러나 다이어트를 위해 커피를 마신다면 몇 가지 주의가 필요하다. 다이어트 효과는 주로 커피의 카페인 성분에 의한 것으로 시럽이나 크림이 포함된 커피는 다이어트 효과가 없다. 오히려 열량이 높아서 살찔 수 있고 혈당을 빠르게 올려서 건강에도 좋지 않다. 또한 카페인은 이뇨 작용 역시 동반하므로 과량 마시면 탈수가 올 수도 있다. 체내 수분이 부족하면 오히려 운동의 효율성이 떨어지고 체지방 연소도 잘 일어나지 않는다. 또한 수분이 부족해서 느껴지는 목마름을 배고픔으로 착각해서 식욕이 더 생기고 식사량이 증가할 수도 있다.

따라서 커피 다이어트를 한다면 마시는 커피보다 2~3배 많은 물을 마시는 것이 좋다. 과량의 카페인은 교감 신경계를 항진시키기 때문에 잠을 못 자거나 불안, 초조, 입 마름, 손 떨림, 심계항진 등의 부작용 있을 수도 있다. 그러니 커피는 적정 섭취량 이내로만 섭취하는 것이 좋다.

다이어트에 도움이 되는 식재료는 이처럼 매우 다양하다. 다양한 식재료를 최대한 상세히 알려준 이유는 극단적인 원 푸드 다이어트 말고 이런 식재료를 골고루 활용해서 건강한 다이어트를 하길 바라기 때문이다. 치우침 없이 다양한 식품을 섭취해야 균형 있는 영양소의 섭취가 가능하고, 미세 영양소까지 놓치지 않아 신진대사량을 높여서 효율적인 체중 감량도 성공할 수 있다.

08
꿀피부를 위한 식재료

깨끗하고 건강한 피부는 누구나 원하는 희망사항일 것이다. 하지만 집에서 홈 케어를 꾸준히 하거나, 피부 관리실이나 피부과를 방문해서 피부 시술을 받는 건 바쁜 현대인들에게 쉬운 일은 아니다.

사실 피부는 흡수 기관이라기보다는 방어 기관에 가깝다. 신체 내부와 외부를 구분하고, 외부의 유해 환경으로부터 신체를 지키는 1차적인 방어 기관이자 면역 기관이라고 볼 수 있다.

그렇다 보니 성분이 좋은 화장품을 바른다고 해도 실제로 피부로 흡수되는 양은 그리 많지 않다. 피부는 방어 기관인 반면 점막은 흡수 기관이다. 즉 구강 섭취로 장점막을 통해 영양소를 흡수시키는 것 또한 피부 건강에 매우 중요하다. 따라서 피부를 건강하게 지키기 위한 홈 케어 방법은 화장품이나 홈 케어 기기에만 의존할 것이 아니라 피부에 좋은 음식을 먹어서 내부(혈관)로부터 영양분을 공급받는 기전이 반드시 병행되어야 한다.

일반적으로 건강한 피부는 피부의 유수분 밸런스가 잘 맞고 피부장벽이 튼튼하며 수분과 탄력이 충분한 상태를 일컫는다. 따라서 수분의 함량이 많으면서도 피부 세포의 재생주기를 조절해 줄 수 있는 항산화 성분이 풍부한 식품이 도움이 된다. 좀 더 구체적으로 알아보자.

① **레몬** 레몬은 비타민C가 풍부하기로 유명한 과일이다. 이 비타민C는 피부를 논할 때 빠질 수 없는 영양소다. 강력한 항산화 효과가 있어서 피부의 염증을 줄여주고, 자외선으로 인해 생성된 피부의 활성산소를 효과적으로 제거해주며, 피부 미백에도 도움을 줘서 맑고 환한 피부를 만들어준다.

게다가 다른 영양소와의 시너지 효과도 좋은데, 피부의 탄력을 책임지는 콜라겐을 합성하는 데 필수적이고, 피부 보습에 도움을 주는 비타민E와도 상호 보완적이라 전반적인 피부 보습과 탄력에도 좋다.

비타민C 뿐만 아니라 플라보노이드 성분도 풍부해서 전반적인 피부 세포 보호 효과가 있다. 유독 피부가 푸석푸석하고 각질이 많이 생긴다면 레몬 조각을 1~2개 넣은 물을 마셔보자. 효과적으로 수분을 보충해주면서도 안색이 빠르게 개선되고 각질도 잠재울 수 있을 것이다.

② **블루베리** 블루베리는 퍼플(또는 블랙) 컬러 푸드의 대표적인 식품

으로 꼽힌다. 블루베리가 특유의 보라빛 또는 검은빛을 띄는 이유는 '안토시아닌'이라고 하는 폴리페놀 성분 때문이다. 안토시아닌은 강력한 항산화 효과가 있어서 피부의 산화스트레스를 제거하는 데 탁월하다 (이 때문에 블루베리는 피부뿐만 아니라 눈건강에도 좋은 과일로 유명하다).

게다가 블루베리에는 안토시아닌뿐만 아니라 베타카로틴과 같은 다양한 폴리페놀을 함유하고 있고, 비타민C, 비타민K, 칼슘, 철, 망간 등 다양한 비타민과 무기질 성분 역시 풍부하다. 무기질 성분은 피부의 재생을 돕고 예민한 피부의 진정 작용에도 좋다. 다양한 영양소들은 모세혈관을 보호해서 혈액순환을 돕고 피부에 영양소를 효과적으로 공급할 수 있다. 따라서 특히 손상되거나 다친 피부를 빠르게 재생시키는 데에도 효과적이다,

또한 블루베리는 칼로리가 낮고 식이섬유가 풍부하며 특히 펙틴 성분을 함유하고 있어서 다이어트 중에도 부담 없이 먹을 수 있고 장 건강을 개선하고 변비 예방에도 좋다. 장 건강이 좋아지면 피부의 노폐물 배출도 원활해지므로 피부 트러블을 예방하는 것은 물론, 피부 트러블 진정에도 도움이 된다.

③ **브로콜리** 브로콜리는 비타민과 무기질이 매우 풍부한데, 같은 무게로 비교했을 때 무려 레몬의 2배정도 되는 비타민C를 함유하고 있다. 비타민C는 앞서 설명한 대로 강력한 항산화 효과로 자외선으로부터 손상된 피부 세포를 회복시켜주고 미백, 탄력에도 뛰어나다. 또한

비타민A도 풍부해서 피부의 노폐물 배출을 돕고 피부 세포의 재생주기를 정상화하며, 유수분 밸런스를 맞춰주기 때문에 각질이나 피부결을 정리하고 피부장벽을 강화하는 것에도 도움이 된다.

게다가 칼륨 역시 풍부해서 브로콜리 100g에 칼륨이 370mg 들어있다. 칼륨은 체내에서 나트륨의 배출을 돕기 때문에 부종을 예방하고 혈액순환을 도와 피부의 수분을 충전하는 데도 효과가 좋다.

브로콜리는 여러 가지 파이토케미컬 성분들을 함유하고 있는데 퀘르세틴, 클로로필, 설포라판 등 강력한 항산화 작용을 하는 폴리페놀 성분들 덕분에 항노화 효과도 뛰어난 식품이다.

다만 브로콜리는 특유의 맛 때문에 호불호가 있는 편이고 국내에서는 비교적 인기가 없는 식품이다. 기호에 맞지 않아 섭취가 어렵다면 양배추로 대신하는 것도 좋다. 같은 십자화과의 식물이라 영양 성분이 유사하고, 브로콜리보다는 맛의 호불호가 적은 편이다.

④ **파프리카** 피망과 비슷하게 생겨서 오해받기도 하는 파프리카는 실제로도 피망과 사촌지간인 채소다. 하지만 국내에서는 피망과 달리 조금 더 과육이 많고 단맛이 나도록 개량해서 고추나 피망보다 매운맛이 적고 과일처럼 생으로 즐기기에 적당하다.

식이섬유가 풍부하고 당분이 거의 없으며 수분의 함량이 높은 편이라 열량이 매우 낮다. 또 비타민C가 많아 기미, 주근깨와 같은 색소성 병변을 예방하는 데도 탁월한 효능이 있다. 특히, 파프리카 내부에 하

얇게 씨가 엉킨 부분에는 사포닌이 미량 함유되어 있어서 이 부분도 버리지 말고 같이 활용하면 좋다.

파프리카에는 이밖에도 비타민A와 비타민B군, 비타민E, 비타민K 등 각종 비타민이 골고루 함유되어 있고 칼륨, 마그네슘 등의 다양한 무기질도 포함되어 있다. 파프리카는 붉은색, 노란색 등 다양한 컬러를 띄고 있는데 컬러별로 다양한 종류의 카로티노이드가 풍부해서 항산화 효과 또한 높다. 붉은색 파프리카는 캡사이신이, 노란색 파프리카에는 비올라잔틴 성분이 풍부하며 녹색에는 루테인이 풍부하게 들어 있다.

이외에도 퀘르세틴이나 루테올린과 같은 다양한 항산화 성분이 피부의 염증을 줄여주고 빠르게 진정시켜주며, 자외선으로 인한 활성산소를 제거해서 피부손상을 줄이고 콜라겐의 재생도 도와 탄력 있는 피부를 만들어준다.

⑤ **미역** 비단 미역뿐 아니라 미역과 같은 해조류는 피부 건강에 매우 좋다. 해조류는 식이섬유가 많이 포함되어서 노폐물 배출에 좋고 피부 트러블을 진정시키는 데도 효과가 있다. 해조류에 상처를 내면 끈적한 점액질 같은 성분이 묻어나는데 이는 수용성 식이섬유 중 하나인 '알긴산'이라고 하는 성분이다. 알긴산은 천연 보습성분으로 섭취 시 장 점막은 물론 피부도 촉촉하고 부드럽게 해준다.

먹었을 때는 나트륨의 배출도 돕기 때문에 장 건강과 혈액 건강, 피부 건강을 모두 챙길 수 있고, 피부에 팩처럼 발라도 알긴산 덕분에 천연 보습제와 같은 역할을 해줄 수 있다.

또한 요오드와 같은 무기질 역시 풍부한데, 특히 요오드는 신진대사에 필요한 갑상선 호르몬의 기능을 도와줄 뿐만 아니라 피부의 대사도 촉진시켜서 피부 미용과 노화 예방에 효과가 있다.

피부 건강에 좋은 음식은 대부분 열량이 낮으면서 수분을 많이 함유하고 있고, 각종 비타민과 무기질, 폴리페놀이 풍부하기 때문에 피부 건강 뿐 아니라 비만 관리에도 효과가 좋다. 그런데 피부는 각자 지성, 건성, 복합성 등 다양한 피부 타입으로 세분화된다. 사람마다 피부 타입이 다르고 피부 고민도 다르다보니 좀 더 맞춤형 추천이 필요하다. 그렇다면 이번에는 피부 타입별 좋은 식품을 알아볼 차례다.

건성 피부에게 알맞은 식재료

건성 피부는 피지 분비량이 적어 보습이 잘 되지 않는 피부 타입이다. 보습막이 없다 보니 피부 속 수분이 날아가기 쉬워 건조함을 느끼는 경우가 많다. 수분을 지켜주는 피지의 분비가 적다 보니 피지막도 얇아 기본적으로 충분한 양의 수분 보충이 필수다.

이런 사람에게는 특별한 식품보다 물이 가장 중요하다. 매일 1.5~2 l 의 물을 마셔야 하는데, 효과적인 수분 흡수 및 피부로의 분포를 위해 무기질을 함께 섭취하는 것이 좋다.

그래서 건성 피부에게는 칼륨이 풍부한 시금치를 추천한다. 시금치는 칼륨 이외에도 비타민A가 풍부해서 피부의 유수분 밸런스를 맞춰주기 때문에 건조한 건성 피부에게 도움이 된다.

또한 건성 피부는 피부 바깥으로 보습막이 없기 때문에 피부를 보호하는 효과가 떨어져 각질이 잘 생기고 피부가 예민해지기도 쉽다. 이럴 때는 올리브오일이나 연어, 아보카도 등 불포화지방산이 풍부한 음식을 섭취하는 것이 도움이 된다. 불포화지방산은 피부의 세포벽을 튼튼하고 유연하게 만들어서 피부를 빠르게 진정시키는 것은 물론 촉촉하고 건강한 피부를 만들 수 있다.

반면에 지나친 카페인과 알코올의 섭취는 만성 탈수를 유발하고 피부의 모세혈관을 확장시켜서 피부를 더욱 건조하게 만드는 원인 된다. 따라서 과음은 피하고, 카페인 섭취도 하루 $400mg$ 미만으로 제한하는 것이 좋다.

지성 피부에게 알맞은 식재료

지성 피부를 가지고 있는 사람들은 식단에서 기름진 음식을 무조건 피해야 한다고 생각하기 쉽다. 실제로 삼겹살 같은 기름진 고기를 먹고 나서 얼굴 번들거림이 더 심해졌다고 호소하기도 한다.

하지만 이제는 알아야 한다. 모든 지방이 기름지게 만드는 것은 아니라는 것을! 포화지방산이나 트랜스지방산은 피부의 모세혈관을 망가뜨려 혈액순환을 나쁘게 하고, 피지 분비를 악화시키거나 염증을 악화시켜 트러블을 유발할 수 있다.

하지만 불포화지방산은 오히려 콜레스테롤 대사를 조절해주고 항염작용이 뛰어나서 지성 피부에게도 꼭 필요한 영양소다. 따라서 불포화지방산이 많이 함유된 올리브, 견과류, 등푸른생선 등의 음식은 오히려 지성 피부에도 도움을 줄 수 있다.

특히 아몬드나 호두와 같은 견과류를 먹으면 피부의 pH 산도를 낮춰준다는 연구 결과가 있다. 건강한 피부는 원래 약산성의 산도를 가지고 있는데, 염기화되면 염증이나 피부 트러블 등의 문제가 발생하기 쉽다. 견과류는 이를 예방해줌은 물론이고, 항염효과가 뛰어난 오메가3지방산의 함량이 높아 지나친 피지 분비로 발생할 수 있는 피부 트러블과 염증을 예방하는 데도 좋다.

하지만 감자튀김과 같이 심하게 기름지거나 가공된 식품은 포화지방과 트랜스지방이 많으므로 반드시 피하도록 하고, 설탕(당분) 섭취 역시 최소화해야 한다. 정제된 탄수화물은 혈당을 빠르게 올리면서 당독소를 생성해내는데, 당독소는 피부 세포를 공격해서 유수분 밸런스를 깨뜨리고 특히 피지의 과잉생산을 유발하고 모공을 막기도 쉽기 때문이다.

복합성 피부에게 알맞은 식재료

복합성 피부는 부위에 따른 피지 분비량의 차이가 커서 관리가 가장 어려운 타입이다. 일반적으로 T존이라고 하는 이마와 코, 턱 부위는 피지 분비량이 많아서 번들거리고, U존이라고 하는 양쪽 볼 부위는 피지 분비량이 적어서 당기고 건조한 경우가 많다. 따라서 적절한 식품 선택도 조금 더 까다로워진다.

이런 타입은 일단 탄수화물 섭취에 주의해야 한다. 정제된 탄수화물(단순당)을 많이 섭취하면 혈당을 빠르게 올려서 인슐린 저항성을 유발하고 당독소를 만들어 피부 세포를 공격하기 때문에 유수분의 밸런스를 깨뜨리기 쉽다. 안 그래도 번들거리는 T존 부위에는 피지를 과다하게 분비해서 모공을 막고 염증을 유발하고, 건조한 U존 부위에는 콜라겐을 파괴해서 수분을 빼앗고 건조한 잔주름을 유발하기 때문이다.

따라서 현미나 귀리같이 단백질 함량이 높고 혈당을 빠르게 높이지 않는 잡곡이나 통곡물을 섭취하는 것이 좋다. 또한 수분을 충분히 보충해줘야 유수분의 밸런스를 맞추기 쉽기 때문에 수분과 무기질, 비타민이 풍부한 딸기를 추천한다. 딸기는 수분과 무기질이 많아 피부에 수분을 빠르게 충전할 수 있고, 비타민C는 물론 안토시아닌, 엘라그산, 캄페롤 등의 항산화 성분이 풍부해서 복합성 피부 특유의 섬세한 피부 균형을 맞추는 데 도움이 된다.

트러블성 피부에게 알맞은 식재료

마지막 피부 타입은 여드름과 같은 트러블성 피부다. 아무래도 식품에 대해 가장 많이 신경 쓰는 피부 타입일 것이다.

여드름 피부의 경우 보통 단순하게 지성 피부라 생각하고 기름진 음식을 피하는 등 이에 맞는 식단을 계획하는 경우가 많다. 하지만 이보다는 미량의 영양소 섭취에 더 신경 쓰는 것이 좋다. 여드름은 단순히 지성 피부가 아니라, 여드름균으로 인해 염증대사 물질이 증가한 염증 상태로 만성적으로 진행하기 쉽고, 피부가 약산성에서 약염기성으로 산도가 변해 있는 경우가 많다.

따라서 항염 효과가 있으면서 피부의 산도를 약산성으로 회복해줄 수 있는 감귤류의 과일을 추천한다. 감귤류는 베타카로틴과 비타민C가 풍부해서 효과적으로 피부의 염증을 줄여줄 수 있는데, 이런 과일을 많이 섭취할수록 피부의 산도가 낮았다는 연구 결과도 있다.

호두 역시 복합성 피부에게 추천하는 식품이다. 항염 효과가 뛰어난 불포화지방산이 풍부하고 과도한 피지 분비를 조절해주기 때문에 염증을 줄여줄 수 있다. 또한 항염 기능과 피지 분비를 감소시키는 아연이 풍부한 어패류와 닭고기 등도 도움이 될 수 있겠다.

09
일상에서의 식습관

다이어트의 효과를 높일 수 있는 다양한 식재료들을 소개했지만, 사실 바쁜 현대인들에게 매번 이런 식재료로 직접 요리해서 먹는 것이 결코 쉬운 일은 아니다. 가장 좋은 식단은 물론 영양 성분을 고려해서 신선한 식재료로 직접 요리하는 것은 더욱 어렵다.

이러한 현실적인 어려움 때문에 배달 음식을 먹는 경우가 많다. 특히 우리나라는 배달 문화가 매우 발달되어 있고, 코로나 시대 이후로는 각종 배달 애플리케이션도 다양하고 이용자도 늘면서 식문화에서 배달 음식을 빼놓을 수는 없을 것이다.

이런 분들을 위해 죄책감을 줄이면서 칼로리 걱정을 덜고 좀 더 맛있게 먹을 수 있는 배달 음식을 소개할까 한다.

① **샐러드** 최근에는 식단관리를 하는 사람들이 늘면서 샐러드 전문

점이 증가하는 추세다. 일반 식당이나 카페 메뉴와는 달리, 샐러드 전문점은 채소의 종류부터 토핑, 드레싱까지 모두 개인별 맞춤 선택이 가능하기 때문에 다이어트를 하는 사람들에게 더욱 적합하다.

샐러드를 선택할 때는 본인의 기호에 맞는 채소도 중요하지만 무엇보다 적당량의 질 좋은 탄수화물과 지방, 단백질을 빼놓지 말아야 한다. 무조건 칼로리를 낮추겠다고 채소만 먹는다면 맛이 좋지 않아서 식단을 장기간 유지하기도 어렵고, 식사 후에도 포만감을 느끼지 못해 이후 식사에서 폭식이나 과식을 하기도 쉽다. 칼로리는 조금 더 나오더라도 적당량의 복합탄수화물과 불포화지방산, 필수 아미노산이 포함된 단백질을 추가해야 우리 몸의 대사활동을 촉진하면서 포만감도 늘리고 체중 감량과 건강을 모두 잡을 수 있다.

단백질 공급원으로 소고기를 선택할 때는 안심을, 돼지고기는 목심이나 뒷다릿살처럼 포화지방이 적은 부위를 추천한다. 반드시 적색육을 먹을 필요는 없다. 연어, 닭가슴살, 새우 등도 단백질을 채우기 좋은 식재료다. '다이어트에는 닭가슴살'이라는 말이 늘 공식처럼 따라 붙지만, 닭가슴살이 퍽퍽해서 먹기가 힘들다면 수비드나 바비큐 같은 조리방식을 선택하는 것도 하나의 방법이다.

채식주의자라면 허머스나 콩, 두부를 선택하자. 탄수화물은 혈당을 빠르게 올리는 흰빵이나 흰쌀밥보다는 오트밀이나 현미, 보리와 같은 잡곡류나 쿠스쿠스, 푸실리 같은 파스타면도 좋다. 빵을 먹는다면 가급적 통밀빵을 선택하자.

지방은 되도록이면 불포화지방산의 함량이 높은 것이 좋은데, 토핑으로 먹는 견과류로도 채울 수 있고, 드레싱으로도 적당량을 채울 수 있다. 다이어트로 샐러드를 먹을 때 드레싱은 칼로리가 높다고 생략하는 경우도 있으나 드레싱를 함께 먹는 것이 더 이득이다. 채소에는 지용성 영양소가 풍부하지만 그냥 생으로 먹으면 영양소의 전반만 섭취하는 셈이기 때문이다. 수용성과 지용성 영양소를 골고루 흡수하려면 적당한 드레싱을 곁들이는 것이 더 좋다. 다만 마요네즈나 시저드레싱 같이 포화지방산이 많은 드레싱보다는 올리브오일이나 오리엔탈드레싱과 같이 불포화지방산이 많은 드레싱을 추천한다.

만약 맵거나 짠맛을 내고 싶다면 고염분의 칠리드레싱이나 소금을 사용하는 것보다는 발사믹이나 스리라차 소스를 이용하는 것이 어떨까? 칼로리도 적은 편인 데다가 특히 식초는 유기산이 풍부해서 지방 분해에도 도움이 된다. 생크림을 발효한 사워크림도 채소의 흡수를 돕는 유산균이 풍부해서 샐러드와 궁합이 좋다.

다만 샐러드 이름에 크리스피, 크런치가 들어간다면 들어가는 식재료를 다시 한번 확인해보기를 바란다. 바삭한 식감은 입은 즐겁지만 주로 튀겼을 때 생기는 식감이라 포화지방산이 높은 튀긴 토핑이 포함되어 있을 확률이 높다. 토핑으로 크루통이나 튀긴 양파, 베이컨칩 등을 선택하면 높은 칼로리는 물론이고 염분과 탄수화물, 포화지방산, 트랜스지방산을 같이 섭취할 수도 있다.

바삭한 식감을 추가하고 싶다면 이런 토핑 대신 견과류를 선택하면 좋다. 이상적인 샐러드의 영양 성분으로는 탄수화물 40g 미만, 단백질 20g 이상, 지방 10g 내외를 추천한다.

② 키토 김밥 평소 채소나 샐러드를 싫어한다면 배달 음식으로 키토 김밥도 괜찮은 선택이다. 사실 일반 김밥도 탄수화물과 단백질, 지방의 균형이 잘 맞는 좋은 식사지만 탄수화물을 제한하고 칼로리를 낮추기 위해서는 밥을 뺀 키토 김밥이 대안이 될 수 있다.

키토 김밥은 계란이 있어 고단백이고 탄수화물의 함량이 낮은 편이다. 여기에 단백질을 더 보충하고 싶다면 참치나 오징어, 닭가슴살이 들어간 김밥을 선택하자. 불포화지방산의 섭취를 위해서는 견과류가 들어간 멸치 김밥도 추천한다.

김밥에 떡볶이를 빼놓을 수 없는 사람이라면 그냥 떡볶이보다는 어묵이 들어간 어묵 떡볶이가 그나마 낫다. 떡볶이의 떡은 혈당을 빠르게 올리고 당류의 함량이 높은 반면, 어묵은 떡보다 탄수화물의 함량인 낮은 편이고 어육이 포함돼서 단백질도 많다. 다만 고추장 양념은 당순당과 나트륨이 많으니 가급적이면 고추장 말고 고춧가루로 만든 떡볶이를 선택할 것.

③ 건강 한식 그래도 식사인데 밥이 빠지는 게 서운하다면 흰쌀밥보다는 현미나 귀리밥이 낫다는 것을 기억하자. 백반을 먹는다면 제육볶음 같은 육류보다는 고등어나 삼치 같은 생선구이가 칼로리도 낮고 포

화지방산의 섭취도 줄일 수 있다. 특히 등푸른생선은 오메가3 지방산과 같은 불포화지방산의 함량도 높아 더 추천한다.

비빔밥도 각종 채소와 나물이 많이 들어 있어서 식이섬유와 비타민, 무기질 보충에 좋다. 다만 흰쌀밥 말고 현미나 귀리밥을 선택하고, 나물의 양을 늘리고 밥은 1/3~1/2정도 덜어낸다면 좀 더 안심하고 먹을 수 있다. 식이섬유가 풍부해서 밥 양을 조금 줄여도 포만감은 충분히 유지될 수 있다.

찌개와 같은 국물 요리는 나트륨과 지방의 함량이 많은 편이라 추천하지 않는다. 그래도 김치찌개는 포기할 수 없다면 삼겹살보다는 꽁치나 참치가 들어간 찌개를 선택하고, 면사리 대신 두부사리를 추가해서 밥 대신 두부와 함께 먹으면 섭취열량은 줄이면서 단백질은 든든하게 챙길 수 있다.

④ **건강 면 요리** 면이 당긴다면 100% 메밀면이나 파스타를 추천한다. 밀가루로 만든 소면이나 칼국수에 비해 메밀면과 파스타면은 당지수가 낮아 혈당을 많이 올리지 않는다.

단 파스타는 전체 칼로리가 높은 편이라 양 조절이 필요하고, 가급적이면 올리브오일이나 토마토소스를 베이스로 하는 파스타를 고르는 것이 좋다.

⑤ **두부 요리** 최근에 많이 보이는 요리점 중 포두부나 두부 요리 전문

점도 눈에 띈다. 두부를 이용한 요리는 식물성 단백질이 풍부하고 칼로리가 낮으며 콜레스테롤 개선에도 도움을 줄 수 있다.

과거에는 순두부나 비지찌개, 두부김치 등 메뉴가 단순했던 것과 달리 최근에는 포두부나 면두부를 이용한 쌈이나 전골, 냉채요리, 두부구이 등 메뉴도 다양해졌다. 단순히 칼로리만 낮은 것이 아니라 단백질의 함량이 높으면서도 소화가 잘 되고 무기질도 풍부해서 두부를 선호하지 않던 사람에게도 기호에 맞는 메뉴를 도전해보라고 추천하고 싶다.

⑥ **그릭 요거트** 그릭 요거트 역시 요즘 많이 보인다. 그릭 요거트는 그리스를 비롯한 지중해 연안 지역에서 전통 방식으로 만들어 먹는 요거트로, 일반 요거트에서 유청을 한 번 더 제거해서 질감이 단단하고 맛이 진하다. 유산균의 함량도 높아서 장 건강에 좋고 유당 함유량이 일반 요거트보다 낮아서 유당불내증이 있는 사람들도 먹을 수 있다는 장점도 있다. 또한 단백질은 50% 이상 높은데 반해 당성분이나 나트륨은 절반 이하로 낮기 때문에 다이어트를 하는 사람들에게도 안성맞춤이다.

다만 신맛이 있어서 단독으로 먹기보다는 과일이나 꿀을 곁들여서 먹는 경우가 많은데, 가급적이면 꿀 대신 알룰로스나 베리류의 과일과 함께 먹는 것을 추천한다. 씹는 식감을 원한다면 소량의 견과류를 곁들여도 좋고, 칼륨과 칼슘의 함량이 낮은 편이라 바나나와 함께 먹는 것도 영양적인 궁합이 좋다.

⑦ **건강한 매운 음식** 스트레스를 받은 날은 매운 음식이 당기기 마련이다. 실제로 매운맛은 미각이 아니라 통각이기 때문에 천연 진통제인 엔돌핀의 분비를 촉진해서 스트레스를 푸는 데 효과가 있다. 하지만 자극적이고 칼로리가 높은 떡볶이나 치킨보다는 건강한 매운맛으로 스트레스를 푸는 것이 어떨까.

매운맛이 생각난다면 오징어초무침이나 골뱅이무침을 추천한다. 골뱅이나 오징어는 탄수화물은 적으면서 고단백식품이다. 볶음에 비해 기름을 많이 사용하지도 않고 채소도 많다. 물론 초고추장이나 양념에 당이 일부 포함될 수 있으나 다른 매운 요리에 비하면 양호한 영양 성분이다. 다만 소면이나 라면사리는 추가해선 안 된다. 면을 곁들이고 싶다면 면두부나 곤약면, 또는 당면화한 천사채를 사용하면 당 걱정 없이 먹을 수 있다.

⑧ **건강한 안주** 집에서 배달 음식과 함께 술 한 잔 하고 싶다면 안주 선택에 신중해야 한다. 알코올은 1g당 7kcal의 고칼로리인데다가 체내에서 독성물질로 인식하기 때문에 다른 에너지원보다 먼저 간에서 대사시킨다. 그러다 보면 다른 3대 영양소의 대사를 미루기 때문에 같이 곁들이는 안주는 곧장 지방으로 가기 쉽다. 그렇기 때문에 간에서 대사가 이뤄지고 지방으로 저장되기 쉬운 탄수화물이나 지방이 많은 안주는 피하는 것이 좋다.

가장 추천하는 배달 안주는 회 종류다. 초밥은 칼로리가 높고 밥의 양이 많아 당질도 많은 편이라 추천하지 않는다. 고기요리를 먹고 싶다면 튀긴 것보다는 바비큐나 오븐에 구운 것이 조리과정 중 지방이 빠져서 좀 더 낫다. 불포화지방산의 함량이 높은 오리 바비큐도 좋은 술안주이다.

샐러드나 쌈채소를 함께 먹으면 식이섬유가 영양소의 흡수를 늦춰주고 알코올의 흡수도 더디게 해서 음주량과 식사량을 조절하기 쉽다. 감자튀김이나 치킨, 쥐포튀김보다는 칼로리도 낮은 데다가 단백질이 풍부한 두부김치나 오징어, 황태를 추천한다.

식단 조절 시 추천 간식

식사도 중요하지만 식사 중간중간 간식을 먹는 경우도 많다. 사실 식단 조절을 엄격하게 할수록 식간에 공복감을 느끼기 쉬워 간식의 유혹에 빠지고 만다. 열심히 식단관리를 해놓고 간식에 무너질 수는 없는 노릇이다. 간식을 무조건 포기하기보다는 건강한 간식을 찾아서 준비해두자.

요리할 시간이 없고 바쁜 당신이라면 주변 편의점이나 드러그 스토어에서 살 수 있는 건강 간식을 찾는 것이 좋다. 건강 간식의 기준은 당류의 함량이 낮으면서도 고단백, 고식이섬유인 영양 성분을 찾으면 된다.

① **황태 스낵** 개인적으로 가장 선호해서 진료실과 집에 늘 두고 먹는 간식은 황태 스낵이다. 황태는 그 자체로도 고단백 저탄수화물 저지방의

식품이라 술안주로도 추천한다. 하지만 그냥 먹기에는 좀 심심해서 마요네즈나 간장 같은 소스를 찍어 먹곤 하는데 황태스낵은 약간의 양념이 가미되어 있어서 그 자체로도 기호도가 좋다. 단백질의 함량이 높아서 그런지 포만감도 좋은 편이다.

② **곤약 젤리** 곤약은 지방과 탄수화물의 흡수를 저해하는 글루코만난 성분이 풍부하다. 그래서 체중 감량 효과를 도와주고 콜레스테롤 수치를 낮추는 데도 탁월하다. 게다가 세라마이드 성분도 함유되어 있어서 피부 보습과 독소배출에도 좋다.

이러한 곤약으로 만든 곤약 젤리는 대부분 5kcal 이하로 칼로리가 매우 낮다. 주재료인 곤약 자체가 100g당 5kcal 정도로 열량이 매우 낮고 대신 수분의 함량이 90% 이상이라 수분 보충에 좋다.

게다가 곤약 젤리는 기분 좋은 달달한 맛이 나는데, 이 단맛은 주로 에리스리톨이나 스테비아를 이용해서 내기 때문에 죄책감 없는 단맛이다. 다만 이 때문에 과량 먹으면 복부 불편감이나 팽만감이 생길 수 있어 주의해야한다. 전반적으로 당도 없고 지방이나 단백질도 없는, 말 그대로 포만감만을 채워주기 위한 속 빈 간식이다.

③ **카카오칩** 평소 초코과자나 초콜릿을 좋아한다면 카카오칩을 추천한다. 카카오를 이용한 칩은 초콜릿과 유사한 향이 있으나 설탕이 적게 들어있다. 시중에 판매되는 카카오칩의 영양 성분표를 보면 탄수

화물 18g중 당류는 2g만 함유되어 있다. 대신 흡수되지 않는 에리스리톨이 단맛을 내준다. 지방의 함량도 매우 적으나 단백질은 4g으로 당류보다 단백질의 함량이 더 높아 영양 성분도 나쁘지 않은 간식이다.

초콜릿을 포기할 수 없다면 다크초콜릿을 선택하자. 카카오 함량이 70% 이상인 다크초콜릿은 식욕을 떨어뜨리는 효과가 있고 카페인이 대사를 촉진시켜서 다이어트에도 도움을 줄 수 있다. 또 폴리페놀이 풍부해서 항산화 효과 및 혈액순환 개선에도 도움이 된다.

④ **단백질 과자** 일반 과자보다는 단백질의 함량을 높인 단백질 과자나 쿠키가 영양 성분이 더 나은 것은 사실이다. 문제는 단백질의 함량을 높인 것은 맞지만 제품에 따라서는 당류의 함량이나 열량 또한 높은 경우들이 있다는 것이다. 따라서 단백질 과자류를 선택할 때는 포장재 뒷면의 영양 성분표를 꼭 확인하라고 조언한다. 당류나 지방, 특히 포화지방이나 트랜스지방의 함량을 확인해야 한다.

이때 또 하나 주의해야 하는 것이 기준 용량이다. 제품 전체의 용량 대비로 표시되지 않고 소포장 단위로 나오거나 100g당 함량 등으로 표시되어 있기도 하므로 용량과 영양 성분을 함께 확인해야 한다.

당류가 높다고 무조건 피할 것은 아니다. 운동 전이나 식사 대신 간단하게 배를 채울 생각이라면 당류가 적당히 포함되어야 빠르게 힘을 낼 수 있다. 이런 제품은 우유와 함께 한 끼 식사로도 좋은 영양 구성이다.

반면 식사는 다 했으나 식간의 공복감을 채우기 위한 것이라면 가급적 당류의 함량이 낮고 식이섬유의 함량이 높은 제품을 선택하는 것이 좋겠다. 다이어트 중에 에너지바를 먹는 경우도 많은데, 사실 에너지 바는 칼로리가 높은 경우가 많다. 다이어트식보다는 운동 전 에너지를 내는 용도나 식사대용으로 섭취할 것을 추천한다.

⑤ **육포** 육포도 저탄수화물, 고단백이라 다이어트 간식으로 좋다. 다만 조미가 된 육포는 나트륨이나 당류의 함량을 주의해야 한다. 또한 말리는 과정에서 수분이 날아가 상대적으로 지방의 함량도 증가하고 열량도 높은 편이라 많이 먹어서는 안 된다.

이런 부담을 줄이고 싶다면 닭가슴살로 만든 육포나 소시지는 어떨까. 닭가슴살은 탄수화물과 지방의 걱정 없이 단백질을 조금 더 선택적으로 섭취할 수 있는 좋은 단백질원이다. 게다가 동물성 단백질이라 필수 아미노산의 함량도 높다.

그냥 닭가슴살은 비리거나 퍽퍽해서 못 먹는 사람들에게는 가미가 되어 있기는 하지만 닭가슴살 육포나 소세지를 대신 이용하면 좀 더 기호에 맞게 즐길 수 있다.

⑥ **고구마칩** 바삭한 과자를 좋아하는 사람들이라면 바삭한 식감이라 씹는 재미가 있고, 포만감을 느끼기 쉬운 고구마칩을 추천한다.

고구마 원물로 만든 고구마칩은 나트륨이 적고 칼로리가 일반 과자보다 낮은 편이다. 하지만 고구마의 특성을 그대로 가지고 있기 때문에 단백질은 거의 없고 탄수화물의 함량이 높은 편이라 많이 먹는 것은 권하지 않는다.

다만 탄수화물의 함량에 비해 당류함량 자체는 높지 않다. 시중에 판매되는 제품은 말린 것보다 튀긴 형태가 많아서 영양 성분표에서 트랜스지방산의 함량을 확인하는 것도 도움이 되겠다.

홈메이드 영양 간식

집에서 에어프라이기를 이용해서 영양가 있으면서도 건강한 다이어트 간식을 만드는 것도 좋다. 요리를 잘하지 못하는 사람들도 재료만 손질해서 에어프라이기에 넣으면 기름기 없이 짠! 하고 그럴싸한 요리가 완성되니 부담 없이 도전해보자.

① **포두부 과자** 가장 쉽게 만들 수 있는 영양 간식은 고구마나 포두부를 구워서 과자처럼 만드는 것이다. 고구마를 얇게 썰거나 포두부를 한입 크기로 잘라서 간단하게 간을 해서 에어프라이기에 구우면 훌륭한 건강과자가 된다. 기호에 따라 후추를 뿌리면 풍미도 좋아진다. 좀 더 바삭한 식감을 원한다면 올리브오일을 살짝 뿌려서 구우면 된다.

② **두부 구이** 구이용 두부도 부담 없는 건강 간식이다. 물기를 제거한 두부 윗면에 칼집을 내고 소금이나 굴소스 등의 양념을 적당히 뿌린 뒤 불포화지방산이 풍부한 들기름이나 올리브오일을 발라서 에어프

라이기에 구우면 칼로리는 낮지만 맛좋은 두부 구이가 된다. 와인이나 맥주와도 잘 어울리니 술 한 잔이 생각난다면 기름진 안주 대신 에어프라이기 두부 구이를 추천한다.

③ **어묵 튀김** 맥주 안주로는 어묵 튀김을 추천한다. 어묵은 그 자체로도 지방 함량이 높은 편이라 기름에 튀기면 지나치게 고지방 간식이 된다. 대신 어육 비율이 높은 어묵을 세로로 얇게 슬라이스해서 기름 없이 에어프라이기에 튀기면 바삭하면서도 짭조름해서 맥주와도 잘 어울리는 간식이 된다. 다만 나트륨의 함량이 높은 편이라 많이 먹으면 안 되고 칼륨의 함량이 높은 채소들과 함께 즐기는 것을 추천한다.

④ **오트밀 바나나 쿠키** 쿠키가 먹고 싶은데 밀가루 반죽이 걱정된다면 오트밀과 바나나를 이용하자. 오트밀과 바나나를 섞어 우유로 농도를 맞추고 에어프라이기에 구우면 오트밀 바나나 쿠키가 완성된다.

⑤ **양배추 버섯 구이** 밤에 정말 칼로리 걱정 없이 간식을 먹고 싶다면 버섯이나 양배추가 좋은 선택이다. 양배추는 적당하게 자른 뒤 팽이버섯을 손으로 한입 크기로 찢고, 새송이는 손질만 하여 통으로 굽자. 약간의 소금간과 올리브오일을 뿌리고 에어프라이기에 구우면 달큰하면서도 고기 같은 식감의 풍미 좋은 간식이 된다. 맛이 조금 심심하다면 후추나 발사믹 식초를 이용하는 것도 좋다.

⑥ **라이스페이퍼 치킨** 다이어트 중인데 한밤중에 치킨이 당긴다면 이때도 에어프라이기는 훌륭한 간식을 만들어줄 것이다. 당류의 함량이 매우 적은 라이스페이퍼는 튀김 가루의 좋은 대체 재료다. 따뜻한 물에 적셔서 말랑해진 라이스페이퍼에 닭가슴살이나 닭안심살을 말아서 에어프라이기에 튀기면 바삭하면서도 혈당 걱정 없는 치킨을 즐길 수 있다.

비만과 만성질환의 주범, 음료

우리나라의 식이습관을 분석한 국민건강영양조사(2008년~2011년)결과에 따르면 당 섭취에 가장 크게 기여한 가공식품은 의외로 음료류인 것으로 보고되었다. 무려 31.7%의 높은 비율로 주로 12~29세까지의 젊은 연령에서 음료를 통해 많은 양의 당을 섭취하고 있었다.

사실 음료는 고형식이 아니다 보니 식품이라는 개념이 잘 없고, 칼로리나 영양 성분을 생각하지 않고 무턱대고 마시는 경우가 많다. 하지만 이런 습관이 바로 비만과 만성질환의 주범일 수 있다.

올바른 음료 선택 노하우

현대인들이 많이 마시는 음료는 커피다. 커피를 마실 때는 시럽이나 크림이 들어있지 않은 아메리카노를 추천한다. 믹스커피를 마실 때는 가급적이면 설탕이나 크림이 섞이지 않은 제품을 선택하고, 기호에 맞게 추후 적당량 첨가하는 것이 낫다. 이때는 시럽이나 설탕 대신 스테비아 등의 대체당을 이용하자. 우유가 섞인 카페라테도 좋지만 유지방의 함량을 고려해야 하고, 역시 시럽은 배제하는 것이 좋다.

요즘은 프랜차이즈 카페에서 음료나 식품의 영양 성분표를 공개하는 경우가 많다. 스타벅스도 영양 성분표가 공개되어 있어서 다이어트 중에도 부담 없이 마실 수 있는 음료를 찾아볼 수 있다.

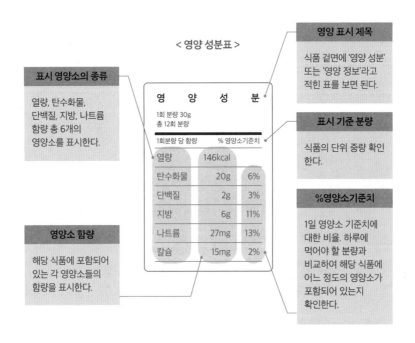

< 영양 성분표 >

영양 표시 제목
식품 겉면에 '영양 성분' 또는 '영양 정보'라고 적힌 표를 보면 된다.

표시 영양소의 종류
열량, 탄수화물, 단백질, 지방, 나트륨 함량 총 6개의 영양소를 표시한다.

영 양 성 분
1회 분량 30g
총 12회 분량

1회분량 당 함량		% 영양소기준치
열량	146kcal	
탄수화물	20g	6%
단백질	2g	3%
지방	6g	11%
나트륨	27mg	13%
칼슘	15mg	2%

표시 기준 분량
식품의 단위 중량 확인한다.

%영양소기준치
1일 영양소 기준치에 대한 비율. 하루에 먹어야 할 분량과 비교하여 해당 식품에 어느 정도의 영양소가 포함되어 있는지 확인한다.

영양소 함량
해당 식품에 포함되어 있는 각 영양소들의 함량을 표시한다.

달달한 라테를 포기할 수 없다면 바닐라크림 콜드브루를 추천한다. 다른 달달한 음료인 아이스 바닐라빈 라테와 아이스 카라멜 마키아또가 각각 155kcal, 190kcal인 것에 반해 바닐라크림 콜드브루는 크림이 섞여 있음에도 톨 사이즈 기준 125kcal로 열량이 낮은 편이다.

나이트로 바닐라크림도 75 kcal로 열량이 낮으면서 달달한 바닐라 향이 나는 커피라서 나이트로가 가능한 매장이라면 이 메뉴도 추천한다. 단 나이트로 바닐라크림은 카페인이 245 mg이나 포함된 고카페인 음료라 카페인에 민감하다면 주의가 필요하고, 늦은 저녁에는 마시지 않는 것이 좋다.

더운 여름에는 차가운 프라푸치노를 즐기는 사람도 많다. 하지만 아무 생각 없이 먹기에는 열량이 높아 고민이라면, 에스프레소 프라푸치노를 추천한다. 톨 사이즈 기준 열량이 145 kcal로 비교적 낮고 당류도 29 g으로 다른 프라푸치노보다 더 낮은 편이다. 여기에 시럽을 라이트로 바꾸고 휘핑 없이 먹으면 당류도 낮추고 118 kcal로 낮출 수 있으니 기호에 맞게 조절해서 마시자.

우유가 포함된 라테가 텁텁해서 싫다거나, 커피를 잘 못 마시는 사람이라면 톨 사이즈 기준 105 kcal인 쿨 라임 피지오를 추천한다. 로스팅하지 않은 커피빈인 그린빈 추출물이 함유되어 있는데, 여기에는 체지방감소에 도움을 주는 클로로겐산 성분이 풍부하다. 단 커피는 아니지만 카페인 함량이 110 mg이라 카페인에 민감한 사람이라면 주의해야 한다.

음료는 마시고 싶은데 칼로리는 아예 섭취하고 싶지 않다면 커피보다는 티 종류를 추천한다. 다만 녹차나 홍차 같은 잎차 종류도 소량의 카페인이 있기 때문에 카페인에 민감하거나 저녁 늦게 마실 때는 주의하는 것이 좋다.

아침 식사 대용으로는 망고 바나나 블렌디드를 추천한다. 바나나 하나가 통째로 들어가서 그란데 사이즈로 용량은 큰 편이다. 하지만 큰 용량에도 불구하고 칼로리는 270$kcal$로, 식사 대신 먹기에 부담스러운 열량은 아니다. 물론 당류가 48g으로 상당히 높아서 간식이나 음료보다는 식사대용으로 먹는 것이 좋겠다.

망고 바나나 블렌디드가 사이즈가 커서, 또는 당 함량이 높아서 부담스럽다면 망고 패션후르츠 블렌디드를 추천한다. 톨 사이즈부터 선택이 가능해서 용량을 고르기 쉽고, 톨 사이즈 기준으로 120$kcal$, 당류도 25g으로 좀 더 부담 없이 먹을 수 있다.

소개되지 않은 메뉴나 다른 카페 음료를 선호한다면 본인이 자주 마시는 음료의 영양 성분은 확인해보는 것이 좋다. 카페인의 함량, 칼로리나 당류, 지방 함량 등을 확인해서 기억해둔다면 하루에 얼마나 마시는 것이 좋은지, 언제 마시는 것이 좋은지 등의 계획을 세워서 좀더 똑똑하고 가볍게 음료를 섭취할 수 있을 것이다.

다이어트 중 술자리

다이어트를 할 때 가장 어려운 순간은 바로 술자리다. 아무렇지 않게 술자리에 참여하기에는 다이어터로서 부담이 너무 크다. 일단 술은 매우 고칼로리다. 알코올 자체가 앞서 설명한대로 1g당 7$kcal$로 탄수화물이나 단백질보다도 많은 열량을 가지고 있다. 게다가 발효주나 과실주는 알코올뿐만 아니라 탄수화물의 함량도 높은 편이라 다이어트 중에는 최대한 피하는 것이 좋다. 만약 피할 수 없다면? 술자리를 현명하게 즐기는 방법밖에 없다.

① 하루 섭취 열량 조절하기 가장 먼저 신경 써야 하는 것은 하루에 섭취하는 총 열량이다. 즉, 술자리가 예정된 날은 술자리 시간을 제외한 다른 끼니에서 식사량을 줄이는 것이 좋다. 술자리에서는 술만 마시는 것이 아니라 안주도 같이 먹게 되기 때문이다.

술을 마시면 알코올을 먼저 해독하기 때문에 술자리에서 즐기는 안주는 대사로 사용되지 못하고 지방으로 쌓이기 쉽다. 게다가 술이 취하면 뇌의 기능에도 장애가 생겨 정상적인 포만감을 느끼지 못한다. 그로 인해 평소 먹는 양보다 훨씬 많이 먹게 되다 보니 다른 식사량을 통해서 전반적인 영양소의 균형을 잡고, 섭취 칼로리도 조절해주는 것이 좋다.

다만 공복인 상태에서 바로 술을 마시면 위를 자극하고 흡수도 촉진되어서 빨리 취하기 쉽다. 게다가 배고픔 때문에 빠르게 술과 안주를 먹어서 과식, 과음으로 가는 지름길이기도 하다. 따라서 전반적인 식사량을 줄이되, 술을 마시기 직전에는 우유나 아몬드, 달걀과 같이 단백질과 불포화지방산이 적절하게 포함된 간식을 소량 먹어서 위를 보호하고 과식이나 과음을 방지하는 것이 좋다.

② 물 많이 마시기 알코올은 해독제가 없어 과음으로 다음날 숙취가

심해도 외부적으로 해독시킬 수 있는 방법이 없다. 하지만 물을 많이 마시면 알코올의 흡수를 느리게 하고, 체내의 알코올 농도를 낮추며 알코올의 이뇨작용으로부터 탈수를 방지할 수도 있기 때문에 의사들 사이에서 알코올의 유일한 해독제는 물이라는 농담이 있을 정도다.

실제로 과음 후 숙취가 심해서 병원에 가면 수액을 놔주는 것도 체액량을 늘려서 알코올 대사물질(아세트알데하이드)의 농도를 낮추고 체외 배출을 촉진시키기 위한 것이다. 게다가 물을 많이 마시면 화장실에 자주 갔다 오기 때문에 활동량을 늘리고, 그만큼 술을 덜 마시기도 한다. 또한 물로 인해 포만감이 빨리 생겨서 과식도 막을 수 있다. 주종과 상관없이 술 한 잔당 물 한 잔 이상은 마실 것을 추천한다.

③ **현명하게 주종 정하기** 기본적인 준비가 끝났다면 이제 주종을 결정할 차례다. 과실주나 발효주는 칼로리가 높고 숙취가 심한 편이라 추천하지 않는다. 다이어트 중에는 전통 소주나 위스키와 같은 증류주가 그나마 나은 편이다. 안주도 선택할 수 있다면 튀김류나 전, 전골, 볶음 요리처럼 탄수화물과 지방이 많은 요리보다는 두부김치나 골뱅이무침, 한치와 같은 생선구이처럼 고단백에 탄수화물이 적은 요리를 고르는 것이 좋다.

④ **술자리가 끝난 후** 술자리가 무사히 끝났다고 해서 긴장을 늦춰서는 안 된다. 잠들기 전까지도 다이어터로서 최선을 다해야 한다.

간혹 술을 먹고 나서 커피나 아이스크림을 먹는 사람도 있는데 좋은 술버릇은 아니다. 술로 인해 뇌의 기능이 떨어진 상태에서 커피를 마시면 카페인의 각성작용으로 마치 술이 깬 것처럼 느껴지기도 한다. 하지만 실제로 술의 독성 작용이 해독된 것은 아니기 때문에 우리 몸은 더 많이 피로하게 되고 이후 수면의 질도 매우 떨어지게 된다.

아이스크림 역시 수분을 보충해주기보다는 과도한 단순당 섭취로 혈당을 치솟게 하는데, 이는 알코올 독성의 영향을 많이 받는 췌장을 두 배로 괴롭히는 꼴이다. 술자리가 끝나면 생수나 당 함량이 적은 이온음료로 수분을 보충하자.

다음날 일어나서 숙취가 생겼다면 해장은 필수 코스다. 일반적으로 많이 찾는 해장 음식은 짬뽕이나 부대찌개같이 맵고 짠 국물 요리들이 많다. 국물로 수분을 보충할 수는 있겠으나 그렇다고 해도 여기에 포함된 나트륨의 함량이 매우 높고 기름져서 칼로리도 높다. 그뿐만 아니라 매운 맛을 내는 캡사이신은 안 그래도 전날 술 때문에 자극받은 위를 더욱 손상시킨다.

알코올을 분해하는 데 필요한 수분은 국물보다는 이온음료나 채소, 과일로 보충하자. 특히 채소나 과일은 주스 형태보다는 생과일의 과육을 그대로 먹는 것이 좋다. 수박이나 참외, 토마토, 오이를 추천한다. 도저히 국물 음식을 포기할 수 없다면 간을 심심하게 한 맑은 국, 예를 들어 콩나물국이나 북엇국 등을 먹는 것이 낫다.

10
식욕 억제제,
먹어도 괜찮을까?

다이어트 중에 가장 어려운 것은 식욕 조절이다. 체중 감량을 위해서는 식단 조절이 필수적인데, 식욕은 내 의지와는 반대로 도무지 줄어들 생각을 하지 않는다. 특히 다이어트에 대한 강박이 심해질수록 식욕은 오히려 더 날뛰는 경우가 많다.

그렇다 보니 이런 문제로 다이어트 보조제의 도움을 구하기도 한다. 하지만 반드시 기억해두자! 그냥 살을 빼주는 약은 없다. 약을 먹어서 저절로 체지방이 줄고 체중이 줄어드는 마법의 약은 절대 없다.

일반적으로는 식욕 억제제를 처방해서 먹는 양을 조절하고 대사량을 촉진하는 정도다. 그렇다보니 병원에서 처방하는 식욕 억제제에 대해서도 관심이 많다. 일단 식욕 억제제는 아무나 먹어도 되는 약이 아니다. 당연한 말이지만 비만한 사람들을 대상으로 개발된 약이고, 안전성과 효과에 관한 연구도 비만한 사람들을 대상으로만 이뤄졌다.

정상체중인 사람들에게는 관련 연구가 없기 때문에 예기치 못한 부작용이나 불편감이 발생할 수 있어서 처방 받아서는 안 된다. 의학적으로 초기 체질량 지수(BMI)가 $30\,kg/m^2$ 이상의 고도비만 환자이거나, 한 가지 이상의 체중 관련 동반질환(예를 들면 2형 당뇨병, 고혈압 같은 질환이 있으면서 초기 체질량 지수(BMI)가 $27\,kg/m^2$ 이상일 때)을 지닌 경우 처방이 가능하다.

< 성인 비만 기준 >

BMI 기준 (단위 : kg/m²)	WHO 1998	WHO 2011	대한비만학회	국민건강통계 (질병관리청)	비만백서 (국민건강보험 공단)	건강검진 실시기준 (복지부고시)
<18.5	저체중		저체중	저체중	저체중	정상(경계)
18.5~22.9	정상		정상	정상	정상	정상A
23.0~24.9			비만 전단계	비만 전단계	과체중	
25.0~29.9	과체중		비만(25 이상) 1단계 비만 (25.0~29.9)	비만(25 이상) 1단계 비만 (25.0~29.9)	비만	정상B(경계)
30.0~34.9	1단계 비만	2단계 비만	2단계 비만	2단계 비만	고도비만	비만 질환 의심
35.0~39.9	2단계 비만	3단계(고도) 비만	3단계(고도) 비만	3단계 비만	초고도비만	
≥40.0	고도비만				초고도비만	

출처 : 남인순 의원실

　　대부분의 식욕 억제제는 부작용이나 불편감이 동반되는 경우가 많다. 하지만 때로는 그 불편감보다는 비만으로 인해 생길 건강상의 위험이 더 크기 때문에 의약품의 도움을 받아서라도 신속하게 체중을 감량하도록 하기 위한 목적이다.

식욕은 위장관이 아닌 뇌에서 느낀다. 위가 비어 있으면 위는 압력 센서를 뇌로 신호를 보내는데 여기에는 도파민, 세로토닌 등 여러 가지 신경전달물질이 관여한다. 그래서 일반적으로 가장 많이 처방하는 식욕 억제제는 뇌에 작용해서 배고픔을 느끼지 못하게 하는 향정신성 의약품이다. '펜디메트라진'이나 '펜터민' 성분의 약제인데 눈사람이나 나비모양 약으로 유명하다.

펜터민은 중추신경계에서 노르에피네프린을 비롯한 세로토닌과 도파민의 분비에 관여하는데 1시간 이내에 빠르게 식욕이 억제된다. 위에서 위장관이 비어 있다고 신호를 보내도 뇌는 이를 인지하지 못해서 배고픔을 느끼지 않는다.

이런 약제들은 효과가 빠르고 강력해서 선호하는 사람들이 많다. 그러나 강력한 식욕억제 효과가 있지만 불편감 역시 많은 약이기도 하다. 대부분의 불편감은 카페인을 과다복용했을 때 느끼는 증상과 유사하다. 가슴이 두근거리고 입이 마르며 손 떨림 증상도 흔하다. 게다가 각성상태가 유지되기 때문에 잠이 잘 오지 않고, 불안이나 초조함, 우울감 등을 느끼기도 한다.

이런 이유로 정신건강의학과의 진료나 치료를 받고 있거나, 과거 치료력이 있는 경우에는 처방해서는 안 된다. 또한 3개월 이내의 단기 사용으로만 허가가 났기 때문에 반복적, 장기적으로 사용해서도 안 된다.

삭센다를 아십니까?

이런 불편감 때문에 비만 시장에서는 부작용이 적으면서도 장기 처방이 가능한 약을 원하기 시작했다. 여기에 부합하는 약제 중 하나가 '삭센다'다. '리라글루타이드(Liraglutide)'라고 하는 성분의 주사제인데, 비만 약으로 허가를 받기 이전에 이미 당뇨 약으로 사용되던 성분이다. 만성질환인 당뇨의 치료제인 만큼 장기 처방 및 장기 사용이 가능하다(물론 장기 사용이 가능하다고 해도 최대 3년, 일반적으로는 1년 정도의 사용을 권장한다).

기존의 펜터민과 같은 식욕 억제제는 뇌에 작용하는 데 반해 삭센다는 위장관 호르몬의 작용에 관여한다. 'GLP-1'이라고 하는 글루카곤 유사 펩타이드(Glucagon-Like Peptaide-1, GLP-1) 수용체에 작용해서 위 배출을 느리게 하고 음식물 섭취를 감소시켜 체중 감량을 도와주는 원리다.

이런 삭센다도 부작용이 아예 없는 것은 아니다. 위장관운동이 저하되기 때문에 속이 메슥거리는 오심이나 더부룩함을 느끼는 경우가 많고, 간혹 구토나 설사, 변비와 같은 증상이 동반되기도 한다.

대부분 심각한 부작용은 아니고 삭센다를 1~2주 이상 지속해서 맞으면 적응되며 사라지는 경우가 많아 걱정할 필요는 없으나 지속하기 어려운 불편감이 계속 동반된다면 의사의 진료를 다시 받아서 용량을 조절하거나 약제 조정이 필요하다.

삭센다는 갑상선암 중에서 수질암의 가족력이 있거나 수질암을 진단받은 사람에게는 처방 금기다(일반적인 갑상선암은 유두암이 많은데, 유두암 말고 수질암인 경우 금기다). 또 다발성 내분비 선종증 환자나 임산부도 금기이니 주의가 필요하다. 삭센다는 주사로 주입을 하고, 또 용량의 조절도 비교적 섬세하게 필요하기 때문에 의사의 진료를 자세히 받고 교육도 잘 받아야 한다.

식욕 억제제는 힘들이지 않고 좀 더 편하게 살을 뺄 수 있다는 강력한 유혹이 있는 것이 사실이다. 하지만 세상에 부작용이 없는 약은 없다. 반드시 처방 받기 전에 의사와 충분한 상담을 받고 현재 상태뿐 아니라 과거 병력, 가족력까지 확인해서 신중하게 처방을 받는 것이 좋다. 또한, 꾸준한 진료를 통해 부작용을 확인하고 본인에게 잘 맞는 최소한의 용량으로 최소한의 기간 동안 복용해서 남용이나 오용, 중독을 방지해야 한다.

다이어트는 식욕 억제제에만 의지했다가는 중단 후 요요가 오기 쉽다. 식욕 억제제는 무너진 식습관을 교정하고 호르몬이나 신경전달물질의 균형을 맞춰서 식욕과 체중에 관한 내 몸을 재정비하는 것을 도와주는 용도로 사용해야 한다. 평생 먹을 수 있는 약도 아니기 때문에 절대 약 자체에 의존해서는 안 된다.

따라서 평소 체중 관리 및 식이 관리, 생활 습관 요법까지도 상담해주는 의사에게 꾸준한 진료를 받도록 하자.

민혜연의 365 식단 노하우

다이어트를 할 때만 식단을 챙겨야 하는 것은 아니다. 밥을 먹는 행위는 내 몸에 필수적인 에너지원을 섭취하기 위한 중요한 과정이기 때문에 체중과 상관없이 건강을 유지하기 위해서는 늘 식단에 신경 써야 한다.

하지만 나의 경우 안타깝게도 결혼 후 식습관이 많이 나빠졌다. 혼자 살 때는 비교적 가볍게 식사를 하고 일주일에 서너 번 저녁 약속 때만 식단 상관없이 먹었던 터라 따로 운동을 많이 하지 않아도 체중이 잘 유지되었었다.

결혼 후에 모든 것이 달라졌다. 남편의 입맛도 맞춰야 하고, 같이 식사를 할 때 술 한 잔을 곁들이는 일이 많아지다 보니 식욕을 조절하기가 매우 어려워져 과식을 하는 경우가 많아졌다. 특히나 고기를 구워 먹고 나서 볶음밥을 먹거나 면류를 먹는 습관이 생겼다. 달갑지 않은 이 식습관을 다시 고쳐나가야만 했다. 식단에 중점을 두는 것은 두 가지다. 음주량 조절과 탄수화물 조절.

◆ 민혜연의 식사 규칙

일주일에 두 번 정도로 음주 횟수를 제한하고, 술 대신 탄산수 등을 식사에 곁들인다.

육류를 좋아하는 남편 덕분에 동물성 단백질은 충분히 섭취하고 있으니 대신 탄수화물의 양을 줄이려고 노력한다.

한식을 그리 좋아하지 않아서 밥을 많이 먹지는 않지만 먹을 일이 있으면 곤약밥으로 먹고, 후식 볶음밥은 컬리플라워를 이용해서 만들어 먹는다.

밀가루 면을 대체할 수 있는 다이어트 면(곤약면이나 두부면, 단백질 함량이 높은 단백면, 천사채 등)을 선택해 섭취한다.

배달 음식을 먹을 때는 탄수화물, 특히 단순당의 섭취를 최대한 줄일 수 있는 메뉴를 찾도록 노력한다.

샌드위치보다는 샐러드를 선택하고, 빵이 먹고 싶다면 통밀이나 호밀빵, 잡곡빵으로 메뉴를 정한다.

분식이 먹고 싶을 땐 떡보다는 어묵으로 만든 떡볶이를 주문하거나 직접 만든다. 김밥도 키토 김밥 종류로 선택한다.

술자리에서 메뉴를 고를 때 치킨은 튀긴 것보다는 구운 것으로 고르고, 가급적이면 골뱅이나 오징어, 주꾸미 같은 고단백에 지방이 적은 해산물 위주로 시킨다.

만약 의도치 않게 밥을 많이 먹은 날이 있다면, 다음 날 두 끼 정도는 좀 더 가벼운 메뉴로 식사량을 줄이고 많이 움직이려고 노력한다.

별다를 것 없어 보이지만, 꾸준히 실천해간다면 체중 유지를 하는 데 큰 도움을 받을 수 있는 나만의 작은 규칙들이다. 한 끼 많이 먹는다고 바로 살이 찌는 것은 아니기 때문에 매일매일 어느 정도의 식단 개념을 가지고 앞뒤로 보완하는 식사를 한다면 크게 체중의 변화 없이 건강함을 유지할 수 있다.

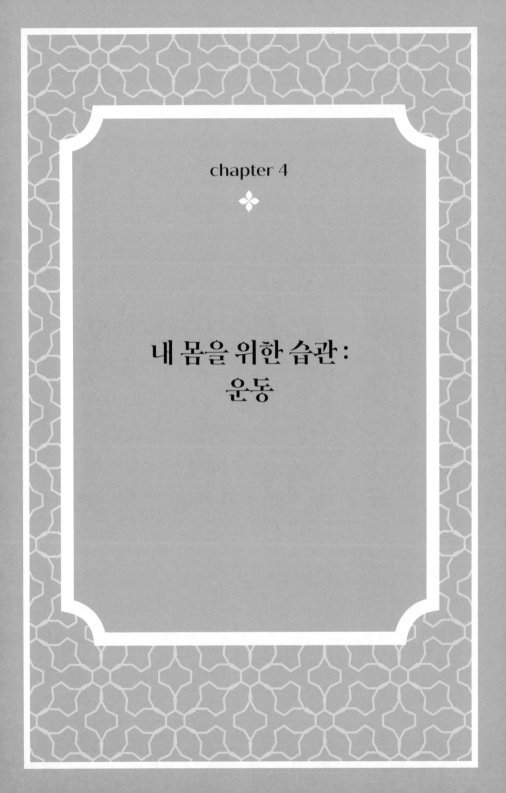

chapter 4

내 몸을 위한 습관:
운동

01
건강을 위한 필수불가결,
운동

체중을 감량하는 데 있어 운동이 실질적으로 도움이 되는가에 대한 논쟁은 꽤 오랜 시간 이어져 왔다. 혹자는 살을 뺄 때 운동은 필수라고 하기도 하고, 또 다른 누군가는 운동과는 상관없이 살을 뺄 수 있다고 주장한다. 실제로 다이어트에 성공한 사람들의 경험담을 들어보면 운동은 전혀 하지 않고 식이 조절로만 살을 뺐다고 하는 경우가 종종 있다.

그렇다. 운동 없이 식이 조절만으로도 체중을 감량할 수 있는 것은 사실이다. 하지만 많은 전문가들은 다이어트를 할 때 반드시 운동을 꼭 하라고 조언한다. 실질적인 체중을 줄이는 데 있어서는 운동이 식단만큼 큰 영향을 미치지 못할 수도 있지만 빠진 체중을 유지하는 것, 또 탄탄하면서도 균형 잡힌 몸매를 만드는 데 있어서는 운동이 필수적이기 때문이다.

현존하는 다이어트 방법은 수백 가지가 넘는다고 한다. 그럼에도 불구하고 다이어트 성공률은 10%가 채 되지 않는다.

> "어? 내 주변에 살을 뺀 사람이 얼마나 많은데, 다이어트 성공률이 10%밖에 되지 않는 다고? 거짓말!"

물론 그렇게 생각할 수도 있다. 하지만 다이어트의 성공 기준은 단순히 체중을 빼는 것이 아니다. 감량한 체중을 최소 1~2년 이상 유지할 때 의학적으로 다이어트에 성공했다고 여긴다. 즉, 체중을 줄이는 데 식이가 더 중요하지만 결국 감량한 체중을 유지해서 다이어트에 성공하기 위해서는 운동이 반드시 병행되어야 한다는 것이다.

체중 감량 키포인트, 소비 열량

실제로 체중을 감량하는 방법은 아주 간단하다. 먹는 것보다 더 많은 열량을 소비하면 된다. 그렇게 되면 우리 몸은 추가적으로 필요한 에너지를 이미 저장된 지방을 태워서 만들어 사용하고, 그 결과 자연스럽게 살이 빠지게 된다.

따라서 다이어트를 할 때 딱 두 가지만 포인트로 잡으면 된다. 바로 먹는 열량과 소비하는 열량! 여기서 먹는 열량을 좌우하는 것이 식단이고, 소비하는 열량을 좌우하는 것은 운동이다. 반드시 이 두 가지를 포인트로 잡고 다이어트에 돌입해야 한다.

하지만 대다수의 사람들은 다이어트의 8할이 먹는 열량, 즉 식단이라고 말한다. 어째서일까? 식단을 통해 섭취하는 열량은 제한 없이 늘리거나 줄일 수 있지만, 이에 비해 소비하는 열량은 한계가 있을 수밖에 없기 때문이다.

< 운동 시 소비되는 열량 >

	시간당 열량(kcal)	분당 열량(kcal)
가벼운 운동		
가벼운 집안 일	150	2.5
골프	175	3.0
걷기(3km/시간)	200	3.5
중강도 운동		
사이클링(9km/시간)	210	3.5
유리창 닦기, 청소기 사용하여 청소하기	240	4.5
걷기(5km/시간)	275	4.5
볼링	300	5.0
걸레질	300	5.0
수영	300	5.0
사이클링(13km/시간)	325	5.5
배드민턴	350	6.0
승마	350	6.0
롤러스케이트	350	6.0
테니스	360	6.0
발레	360	6.0
걷기(6.4km/시간)	360	6.0
격렬한 운동		
스포츠 댄스	320~500	5.5~8.5
아이스 스케이팅(16km/시간)	400	6.5
삽질	400	6.5
걷기(8km/시간)	400	6.5

	480	8.0
수상스키	480	8.0
조깅(8km/시간)	480	8.0
스키	550	9.0
등산(30m/시간)	490	8.0
달리기(3km/시간)	900	15.0

출처 : 보건복지부지정 제2형 당뇨병 임상연구센터, 교육자를 위한 당뇨교육 지침서. 2008년.

전문 운동선수나 특수한 상황이 아니라면 하루에 몸을 움직여서 소비할 수 있는 열량은 그리 크지 않다. 일반적으로 몸무게가 $50{\sim}60\,kg$ 정도인 여성이 중등도 강도로 1시간 정도 걸었을 때 소모되는 열량은 약 $200{\sim}300\,kcal$ 정도다. 밥 한 공기 칼로리도 소모하기 어렵다는 말이다. 그렇다 보니 체중 조절을 위해서는 먹는 열량이 중요할 수밖에 없다.

이러한 관점에서 본다면 다이어트의 8할은 식단이라는 말이 틀린 말은 아니다. 그러나 8할이 중요하다고 남은 2할을 무시한다면 다이어트는 결코 완성될 수 없다. 감량한 체중을 요요 없이 유지하는 데 있어 운동이 필수기 때문이다.

체중을 줄였다가 단기간에 다시 이전 체중으로 돌아간다면 우리 몸은 근육량이 줄어들고 대신 체지방량이 더 늘어서 오히려 감량 전보다도 더 건강하지 못한 상태가 될 수 있다. 기초대사량이 줄어드니 살이 찌기 더 쉬워지고 늘어난 체지방 때문에 만성 염증 상태에 빠지며, 대사성 질환들이 생길 위험성도 더 증가한다. 게다가 우리 몸은 늘 항상성을 유지하려고 하는데, 단기간에 살이 빠졌다가 다시 찌는 상황은 항상성을 깨뜨리고 그로 인해 식욕과 지방 대사에 관련된 호르몬도 균형이 깨져서 오히려 이후의 식습관과 생활 습관은 더 나빠지기 십상이다.

그래서 체중 감량 계획을 세울 때는 단기간에 급한 감량을 목표로 둘 것이 아니라 평생 유지할 수 있는 계획을 세워야 한다. 다이어트 기간을 한 달이나 두 달과 같은 단기간이 아니라 평생으로 잡고 장기 계획을 세워야 하는 것이다.

여기서 맹점이 생긴다. 체중을 줄이기 위해서 두어 달 식단을 조절하고 먹는 양을 줄이는 것은 어려운 일이 아니지만, 평생 식단 관리를 하고 적게 먹으면서 살기란 결코 쉽지 않은 일이다. 그렇기 때문에 운동을 하지 않고 극단적으로 먹는 양만 줄이는 것보다는 먹는 양을 조금 줄이고 소비하는 열량을 늘리는 운동을 추가하는 것이 장기적으로 훨씬 실현 가능한 계획이 될 수 있다.

게다가 운동을 하지 않고 먹는 것만 줄여서 살을 뺀다면 지방만 감소하지 않는다. 섭취되는 열량이 감소하면 비상 상황으로 인식되기 때문에 근육도 같이 빠지게 된다. 전반적으로 먹는 양이 줄어들면 내 몸에 필요한 단백질과 아미노산도 충분히 공급되지 않기 때문에 근육을 녹여서 필요한 단백질과 아미노산을 꺼내 쓰게 된다. 결국 근육량이 줄어서 체력도 나빠지고 면역력도 떨어지는 것은 물론 기초대사량까지 줄어들어서 더욱 쉽게 살이 찌는 체질이 되는 것이다.

이러한 단계까지 오면 요요는 피할 수 없다. 따라서 먹는 양을 어느 정도 조절하면서 운동을 같이 하는 것이 근육도 지키고 장기간의 체중 조절도 도울 뿐만 아니라 예쁜 체형을 만드는 데 더욱더 효과적인 최적의 방법이다.

여기서 끝이 아니다. 우리가 다이어트를 하는 근본 목적을 생각해보자. 우리는 아름다운 몸매와 더불어 건강을 위해서 다이어트를 결심한다. 우리의 건강을 빠르게 되찾아줄 수 있는 가장 좋은 방법은 운동이다. 실제로 체중 감량이 동반되지 않는다고 해도 운동을 꾸준히 하면 수축기 혈압과 이완기 혈압, 공복혈당을 낮춰주고 인슐린 민감도를 높여주며 콜레스테롤 개선의 효과까지 보인다는 것이 많은 연구를 통해 증명되었다.

아름다운 몸매를 위한 효과 역시 마찬가지다. 섭취량을 줄여서 살이 빠질 때는 부위별로 빠지지 않는다. 지방을 태워내는 수용체가 많은 곳 위주로 살이 빠지다 보니 균형 있는 몸매라기보다는 통짜의 마른 몸이 되기 쉽다. 하지만 엉덩이나 팔뚝 등 다듬고 싶은 부위의 근력 운동을 하면 해당 근육을 단련해서 볼륨을 더하거나 뺄 수 있다. 원하는 몸의 라인을 만들어주고 피부를 지지하는 근육의 질이 좋아지면 피부를 탄력 있게 잡아줘서 전반적으로 매끄러운 보디라인과 피부까지 얻을 수 있다.

02
내 몸에 맞는
운동을 찾아라

자, 체중 조절에 운동이 필요하다는 것을 깨달았다면 이제는 어떻게 운동을 해야 할지도 생각해볼 차례다. 운동의 목적에 따라, 개인의 성향에 따라, 하루 스케줄에 따라 적합한 운동의 종류와 시간은 달라질 것이다.

우선 체중 감량이 목적이라면 일단 중등도 강도의 유산소 운동을 추천한다. 소비하는 열량이 큰 편이고, 특히 30분 이상 유산소 운동을 지속하면 지방을 태워내는 효율도 커져서 체지방을 줄이기에 적합한 방법이다.

가장 대표적인 유산소 운동은 걷기다. 따로 돈이 들지도 않고 집근처 어디서든, 심지어 집안에서도 간편하게 할 수 있다. 게다가 기구를 활용한 운동이 아닌데도 강도 조절이 가능하다. 체력이 약한 초기에는 산책하듯 천천히 걷다가, 좀 익숙해지면 노래 한곡은 러닝, 한곡은 천천히 걷기를 반복하면서 인터벌 트레이닝도 가능하고, 속도에 따라 강도 조절도 자유롭다.

이외에도 자전거 타기, 스텝퍼 운동, 계단 오르기, 수영 등이 대표적인 유산소 운동이다. 중등도 강도는 최대 심박수의 65~75% 정도의 심박수를 유지할 수 있는 운동 강도를 뜻한다. 쉽게 말하면 옆 사람과 수다를 떨기 힘든 정도, 또는 노래 한 곡을 다 부르기 힘든 정도로 숨이 찬 강도다. 이정도 강도의 유산소 운동을 한 번 할 때 30분 이상, 주 5회 정도 하는 것을 추천하는데, 이렇게 해야 체중 감량의 효과도 크고, 혈압 강하, 콜레스테롤 개선 등의 건강 이득 효과도 볼 수 있다.

물론 이 정도의 운동량을 다 채우지 못한다고 해도 괜찮다. 운동을 나눠서 하든, 몰아서 하든 방식과는 상관없이 일단 하는 것만으로도 건강 이득 효과가 있다. 단, 스케줄에 따라 조절하되 주 150분 정도의 운동량을 맞추는 것을 목표로 잡으면 된다. 물론 아름다운 체형과 근육량을 늘리기 위해서는 근력 운동도 병행하면 더욱 좋다.

근력 운동은 주 2~3회 정도가 적당하다. 근력 운동은 유산소 운동보다 고강도의 운동이라 자주하는 것보다는 부위별로 나눠서 운동을 하는 것을 추천한다. 일반적으로 고강도의 운동 후 충분한 휴식이 필요하기 때문에 부위별로 운동 후 충분하게 휴식을 해야 손상된 근섬유가 재생되면서 근육량이 늘어난다.

또한 근력 운동은 관절이나 근육에 부상의 위험성이 있기 때문에 초보자라면 가급적 전문가(예를 들어 잘 숙련된 트레이너)의 지도하에 운동을 시작하는 것이 좋다. 운동 중 관절의 통증이 있다면 운동을 중단한 뒤 바로 휴식을 취하고, 휴식을 했음에도 좋아지지 않는다면 의사의 진료를 받아보는 것이 좋다.

근육을 키우면 관절을 보호할 수 있지만 잘못된 운동은 관절을 오히려 다치게 할 수 있으므로 근력 운동을 할 때는 빨리, 또는 많이 하는 것보다는 천천히 근육의 자극을 느끼면서 정확한 동작을 해야 한다. 또한 근력 운동을 하고 나서는 단백질을 보충해주셔야 근육의 재생과 합성을 도울 수 있으니 식단도 같이 신경 써주는 것이 필요하다.

내 몸에 맞는 운동 타이밍을 찾아라

운동을 하는 타이밍에 대해서도 고민해볼 필요가 있다. 일반적으로 아침에는 유산소 운동을, 저녁에는 근력 운동을 추천하는 편이다. 기상 후에는 몸이 완전히 각성한 상태가 아니기 때문에 고강도의 근력 운동을 할 경우 오히려 다칠 수 있으며 운동 효율이 떨어질 가능성이 높다. 또한, 수면 시간 중 공복이었기 때문에 근력 운동을 하기에 충분한 에너지를 생성하기도 어려우니 피하는 것이 좋다.

근력 운동에 집중하고 싶은 사람들에게 골든 타임은 오후 시간이다. 오후 3~6시 정도가 체온이 가장 높고 몸에서 에너지를 가장 많이 만들어내는 시간대이기 때문이다. 이 시간에 근력 운동을 하면 집중력을 높여서 근지구력까지 향상할 수 있다.

그러나 이러한 운동 시간대가 모든 사람들에게 잘 맞는 것은 아니다.

하루 24시간은 누구에게나 주어지지만 이 하루 중 변동은 개인마다 차이가 크다. 기상 시간과 식사 시간, 햇빛을 보는 시간과 그 정도에 따라 각성을 유발하고 에너지를 생성하는 호르몬의 레벨과 주기가 달라지기 때문이다. 이로 인해 체온과 혈압, 심박수가 매시간 달라지면서 운동 시간에 따른 효과 역시 다 다를 수밖에 없다.

중요한 건 운동을 하는 시간은 되도록 같은 시간에 규칙적으로 진행해야 한다는 것이다. 그래야 호르몬도 규칙적으로 분비되고, 식욕도 잘 조절되기 때문이다. 실제로 많은 연구에서 아침과 저녁 운동의 효과가 큰 차이가 있지 않았고, 운동을 아예 하지 않는 대조군보다는 아침, 저녁 운동 모두가 유의한 효과를 보였다. 따라서 각자의 스케줄에 맞춰서 꾸준히 할 수 있는 시간을 정해놓고 규칙적으로 운동을 하는 것이 더 중요하다. 운동을 하는 시간대보다는 꾸준함이 더 중요한 포인트라는 것이다.

바쁜 직장인들에게는 아침 일찍 운동을 하는 것이 규칙적으로 시간을 내기 좋지만, 혹시 아침 운동이 피곤한 사람이라면 무리하지 말고 점심시간이나 퇴근 후를 이용하도록 하자. 다만 잠들기 직전에 고강도의 운동을 하면 교감 신경계가 활성화되면서 숙면이 어려울 수도 있으니 늦은 밤 시간 운동은 피해야 한다. 잠들기 3~4시간 전에는 운동을 끝내는 것이 좋다. 또한 고혈압이 있거나 심뇌혈관질환이 있는 사람들은 아침이나 새벽에 운동을 하면 혈압이 올라갈 수 있으므로 주의가 필요하다.

운동 시간을 결정할 때 또 하나 주의해야 할 점은 식사 유무다. 보통 공복에 운동을 하게 되면 근육에서 에너지원으로 사용할 혈중 포도당이 없어서 근육이나 간에 주로 저장하는 글리코겐을 연소시켜서 에너지를 만들어낸다. 하지만 이 글리코겐은 저장량이 정해져 있기 때문에 20~30분 정도 경과하면 글리코겐을 빠르게 다 사용하게 되고 이때부터는 조금 더 지방이나 근육을 이용해서 에너지를 생성하게 된다. 따라서 체지방을 줄이는 데 공복 유산소 운동이 도움이 되는 것은 맞다.

하지만 탄수화물이 부족하면 집중력이 떨어져서 운동 중 부상을 당하기 쉽고, 근육을 효과적으로 합성하는 데 있어서도 소량의 탄수화물이 필요하므로 고강도의 운동이나 근력 운동을 한다면 공복 운동을 추천하지 않는다. 또한 탄수화물이 부족해서 지방을 에너지원으로 사용할 때 근육 역시 분해될 수 있으므로 근육량을 늘릴 때도 추천하지 않는 방법이다.

따라서 체지방량과 근육량이 둘 다 많은 고도비만인 사람이 빠르게 체지방을 줄이고자 할 때 공복 유산소 운동을 추천하고, 운동 후에는 식욕이 더 당기기 때문에 이후 식사에서 과식이나 폭식을 할 수 있어 식이 조절에 좀 더 신경을 쓰는 것이 좋다.

반대로 근육량이 많이 부족하거나, 정상 체중 또는 마른 체중인 사람이 근육을 키우기 위해서 운동을 한다면 공복보다는 적당량의 탄수화물을 섭취한 후에 운동할 것을 추천한다. 당뇨가 있는 사람 역시 공복 운동은 저혈당을 유발할 수 있기 때문에 식사를 한 후 15~30분

이후에 운동을 하는 것이 혈당을 조절하는 데 도움이 되고 저혈당을 방지할 수 있어서 좋다.

①**헬스장** 이제 조금 더 구체적으로 나에게 맞는 운동 종류에 대해 생각해볼 차례다. 유산소 운동과 근력 운동을 모두 제대로 하고 싶다면 주변에서 쉽게 찾아볼 수 있고, 비교적 합리적인 가격으로 운동을 시작할 수 있는 헬스장을 추천한다. 러닝머신, 스텝퍼, 사이클론, 사이클 등의 다양한 유산소 운동 기구와 덤벨이나 케틀벨은 물론 레그프레스나 숄더프레스와 같은 근력 운동 기구들이 다양하게 있어 이제 막 운동을 시작한 초보자들도 무리 없이 운동을 시작할 수 있어 좋다.

특히 헬스장은 유산소 운동을 하기에 안성맞춤인 장소다. 일반적으로 유산소 운동은 꾸준함과의 싸움이다. 하지만 한 가지 종목으로 유산소 운동을 하게 되면 금방 운동 패턴에 익숙해져서 심박수가 잘 오르지 않아 운동 효과가 떨어질 수 있다. 따라서 헬스장에서 다양한 운동 기구들로 변화를 주면서 운동하는 것이 좋은 전략이 될 수 있다.

다만 헬스장에서 오랫동안 운동을 하기에는 몇 가지 방해 요소가 존재한다. 해당 장소까지 매일 가기가 어렵다는 것, 원하는 운동 기구를 바로 사용하지 못할 수도 있다는 것, 그리고 장소 특성상 어쩔 수 없이 다른 회원들을 지속적으로 마주쳐야 한다는 점 등이 바로 그것이다.

이러한 이유들 때문에 운동을 시작한 지 한두 달 정도 지나면 헬스장을 방문하지 않는 이들이 많다. 이러한 상황을 최대한 막고 싶다면 스스로에게 동기부여를 해보는 것은 어떨까? 운동을 3개월 이상 지속하면 나 자신에게 소박하게나마 선물을 하거나 맛있는 음식으로 보상을 하는 것도 좋은 방법이다.

조금 고가이기는 하지만 'PT(personal training)'같은 개인 맞춤 지도를 받는 것도 좋다. 전문 트레이너가 체력에 맞춰서 맞춤형 운동을 지도함은 물론이거니와 운동 스케줄을 짜는 법, 식단 관리하는 법까지 체계적으로 알려준다. 운동 능력이 부족하고 관련된 지식이 적은 초보자라면 처음 2~3달 정도는 PT를 통해 체계적으로 운동에 대해 배우는 것이 도움이 될 것이다.

②**홈 트레이닝** 밖에 나가는 것이나 사람 만나는 것을 싫어하는 사람이라면 집에서 할 수 있는 일명 홈 트레이닝(줄여서 홈트)을 이용하자. 홈트는 시간의 구애가 없고 다른 사람의 시선을 의식할 필요도 없이 편하게 운동할 수 있어 좋다. 요즘은 홈트에 관련된 운동 기구들도 굉장히 다양하게 나와 있고, 스마트폰의 애플리케이션이나 유튜브 등의 SNS를 통해 전문가들로부터 다양한 동작들을 배울 수 있어 이전보다 홈트에 대한 접근성이 매우 좋아졌다. 단, 집에서 운동할 때는 운동 매트와 운동화는 반드시 있어야 한다. 그래야 관절의 충격을 줄이고 조금 더 안정적으로 운동할 수 있다.

일단 홈트를 하기로 마음먹었다면 기구들을 무턱대고 사는 것보다는 맨몸으로 시작해보자. 맨몸 운동은 유산소 운동으로도, 초보 근력 운동으로도 아주 좋은 선택이다. 특히 본인의 체중만을 이용한 근력 운동을 정확한 동작으로 한다면 체력을 늘리고 근육의 쓰임과 자극을 이해하는 데도 큰 도움이 된다. 의자나 탄력밴드를 이용하면 좀 더 다양한 동작들도 가능하다. 이런 운동을 통해 어느 정도 근력이 생겼다면 관심 있는 운동 기구나 소도구들을 이용해볼 수 있다.

집에서 쉽게 할 수 있는 유산소 운동 기구로는 스텝퍼나 실내 사이클을 추천한다. 특히 무릎 관절이 안 좋아서 체중이 실리는 걷기 운동이 어렵다면 실내 사이클을 통해 유산소 운동을 하고 허벅지 근력을 키우는 것이 좋다. 허벅지 근육이 단련되면 무릎 주변 인대를 지지하고 무릎 관절을 보호하는 효과가 있어서 무릎 통증을 줄이고 활동을 늘리는 데도 도움이 된다.

스텝퍼는 크기는 작지만 운동 효과는 결코 작지 않다. 실내 걷기와 계단 오르기의 중간 정도 운동 형태라 중등도 강도의 유산소 운동을 하기에 적합하다. 특히 큰 근육인 허벅지와 엉덩이 근육을 단련하는 데 좋다.

덤벨이나 케틀벨과 같은 소도구를 이용하면 집에서도 효과적으로 근력 운동을 할 수 있다. 너무 가벼워서 여러 차례 반복할 수 있는 무게보다는 10~15회를 간신히 할 수 있는 정도의 무게가 적당하다. 운동을 하면 할수록 근력이 향상되기 마련인데, 이전 운동 강도가 편해졌다면 횟수를 늘리는 것보다는 무게를 증가하는 것이 근력 운동에 더 적합하다.

③ **아웃도어** 아무래도 가장 추천하는 운동 방식은 밖에서 햇빛을 보면서 하는 것이다. 요즘은 한강 공원에서 실외 러닝을 하거나 자전거를 타고 야외 운동을 즐기는 이들을 많이 볼 수 있다.

실제로 실내에서 러닝머신을 하는 것과 야외에서 같은 속도로 걷는 것을 비교해보면 야외에서 운동을 하는 것이 더 많은 근육을 사용하고 소모되는 열량도 높다. 일정하지 않은 주변의 지형지물 때문에 좀 더 많은 근육을 사용하고, 외부의 환경에 적응하느라 몸에서 더 많은 에너지를 소모한다.

또한 근육을 사용함에 있어 상호작용을 맞추고 주변 환경을 인식하며 운동하기 때문에 근육 협동력과 균형감각도 좋아진다. 더불어 시시때때로 변화하는 풍경에 지루하지 않게 운동을 지속하기도 좋다.

햇빛을 보면서 운동을 하면 비타민D의 합성으로 뼈 건강과 정신 건강, 면역력을 높이는 데도 도움이 되며, 세로토닌의 합성을 늘려 기분이 좋아지고 식욕을 조절하는 데도 도움이 된다. 그뿐만 아니라 멜라토닌 호르몬을 조절해서 밤에 질 좋은 수면을 취할 수도 있다.

다만 주의할 점도 있다. 야외에서 운동을 할 때는 외부 기온 등 환경의 영향을 크게 받는다. 미세먼지가 많은 날은 운동을 피해야 하고, 고혈압 등의 혈관 질환이 있는 사람은 겨울철 추운 환경에서 운동은 추천하지 않는다. 더운 여름에도 탈수를 예방하기 위해 수분 보충에 신경 쓰고 일사병에 걸리지 않도록 운동 강도나 시간을 조절해야 한다. 특히 기온이 높은 날에는 운동하기 전 미리 쉴 수 있는 그늘이 있는 공간을 알아두는 것이 좋다. 비가 오거나 눈이 온 직후에는 미끄러져서 낙상을 할 위험도 있으므로 주의하는 것이 좋겠다.

운동도 결국은 장기전이다. 오랫동안 지속하기 위해서는 나에게 잘 맞는 운동 방법과 종류를 찾아야 한다. 운동을 얼마 해보지도 않은 채 재미없다고 판단해 성급하게 운동을 포기하지 말자. 운동의 종류는 매우 다양해서 도전하다 보면 의외로 재미있고 나의 흥미를 자극하는 운동을 반드시 찾을 수 있다.

또한 운동을 꾸준히 하되 강박을 갖지는 말자. 하루 이틀 운동을 못 해도 괜찮다. 아프거나 또는 가족이나 친구들과 여행을 갈 때는 운동을 조금 쉬어도 된다. 느리더라도 천천히, 꾸준히 운동하는 것이 중요하다는 사실을 잊지 말자.

03
부위별 운동법

근력 운동을 할 때에는 부위별로 나눠서 하는 것을 추천한다. 해당 근육의 자극을 확실히 느껴야 하기 때문이다. 또한 근섬유의 손상이 동반되는 정도의 강도로 운동을 해야 회복하는 과정에서 근육량의 증가가 동반되는데, 부위별로 나눠서 운동을 할 경우 어느 부분에 충분한 휴식이 필요한지 쉽게 알 수 있어 좋다. 집에서 홈 트레이닝을 하는 사람들을 위해 간단하게 할 수 있는 부위별 운동방법을 소개해볼까 한다.

 ① 팔 팔, 특히 상완부는 많은 여자들이 콤플렉스라고 꼽는 부위다. 마른 체형의 사람들도 유독 이 부위는 통통한 경우

※ 이해를 돕기 위해 각 파트마다 QR코드를 삽입했다. 해당 QR코드를 휴대폰으로 스캔하면 **의사 혜연** 유튜브 채널로 넘어가 운동 영상을 확인할 수 있다.

가 많고, 상체 중 셀룰라이트가 가장 잘 생긴다. 나이가 들면 탄력이 빨리 사라져서 이른바 '날갯살'이라고 불릴 만큼 늘어지기도 쉽다.

상완부, 팔뚝살은 실제로 다른 부위보다 지방을 줄이기 어려운 부위다. 순환이 잘 되지 않는 대표적인 부위기 때문이다. 혈액순환과 림프순환이 원활해야 지방 대사가 잘 일어날 수 있는데 상완부의 림프는 겨드랑이 림프절을 통과해서 빠져나가게 된다. 그런데 상완부는 상대적으로 움직임이 적고 근육량도 많지 않은 편이라 림프순환이 쉽지 않다. 특히 여성들은 상의 속옷(브래지어) 때문에 매일 겨드랑이와 옆구리에 자극을 받게 되는데 이 때문에 겨드랑이 림프절이 제 기능을 하지 못하고 림프순환이 더 어려워진다.

라운드 숄더가 있는 사람들 역시 마찬가지다. 어깨가 앞으로 말린 형태의 체형은 근육이 앞으로 짧아져 있고, 신경이나 혈관, 림프와 같은 구조들을 압박하게 되므로 노폐물이 제대로 배출되기 어렵다. 그렇다 보니 이 부분으로 단순히 피하 지방만 쌓이는 것이 아니라 염증이 피하 지방과 엉켜 진피까지 침범하는 셀룰라이트가 생기기도 쉽다.

일반 피하 지방도 빼기 어렵지만 셀룰라이트는 염증성 병변이라 자연적으로 줄이는 것이 거의 불가능에 가까울 정도다. 그냥 두꺼워지기만 하는 것이 아니라 울퉁불퉁해지고, 심해지면 통증까지 유발하니 스트레스는 더욱 커질 수밖에 없다.

팔뚝이 두꺼운 사람들이 그렇지 않은 사람들에 비해 치매의 위험도가 높았다는 연구 결과도 있는 만큼 단순히 미용의 목적뿐만 아니라 건강을 생각해서라도 팔의 순환과 근력 관리를 잘 해주는 것이 좋다.

따라서 팔, 특히 상완부인 팔뚝살이 스트레스라면 림프순환을 도울 수 있게 겨드랑이 부분까지 마사지를 해주고, 어깨와 팔 스트레칭을 충분히 해줘야 한다. 또한 상완의 근육을 단련해서 순환을 도와주는 것이 좋다. 상완부를 운동할 때는 상완부와 연결된 가슴 부위 운동을 같이 병행하는 것이 효과적이다.

| 하프 코브라 푸쉬업

(1) 바닥에 엎드린 자세에서 두 손을 가슴 양옆에 둔다.

(2) 두 손을 바닥에 지탱한 채 호흡을 내뱉으면서 천천히 허리를 세운다.

> **TIP** 이때, 어깨가 아닌 가슴에 힘을 주면서 올라오는 것이 포인트! 허리는 무리가 가지 않는 정도까지만 세우는 것도 잊지 말자.

(3) 숨을 내쉬면서 다시 바닥에 엎드린 자세로 돌아간다. 이 동작을 40초 동안 쉬지 않고 10~15회 반복하며 한 세트를 마무리한다.

> **TIP** 유연성이 떨어지거나 근력이 없는 사람이라면 팔을 일자로 다 뻗지 말고 약간 구부린 정도까지만 들어 올린다.

(4) 20초 정도 휴식을 취한 뒤 다시 한 세트를 시작한다.

> **TIP** 동작이 어느 정도 익숙해지면 세트를 점점 더 늘려 각 동작을 총 3세트 정도 반복한다.

> **POINT)** 푸쉬업은 가슴과 상완부 등 상체 근육을 단련하기 가장 좋은 동작이다. 하지만 여성들은 상체 근력이 약한 경우가 많아 맨몸으로 푸쉬업을 하기 쉽지 않다. 이럴 때는 하프 코브라 푸쉬업을 통해 근육을 사용하는 방법부터 익히는 것이 좋다.

| 숄더 터치

(1) 바닥에 엎드려 기본 푸쉬업 자세를 취한다.

> **TIP** 이때, 어깨에 힘을 줘서 견갑골이 눌리지 않고 등이 둥근 형태를 유지할 수 있도록 한다.

(2) 두 다리를 어깨 너비 정도로 벌린 뒤 한 손씩 번갈아가며 반대쪽 어깨를 터치한다.

> **TIP** 어깨를 터치하면서 호흡도 같이 내뱉어준다.

(3) 40초 동안 (2)의 동작을 쉬지 않고 반복한다. 평균 10~15회 정도가 한 세트로 마무리 된다.

(4) 20초 정도 휴식을 취한 뒤 다시 한 세트를 시작한다.

> **TIP** 동작이 어느 정도 익숙해지면 세트를 점점 더 늘려 각 동작을 총 3세트 정도 반복한다.

POINT) 어깨와 팔뿐만 아니라 쇄골까지 돋보이게 해줄 수 있는 자세다. 아름다운 쇄골 라인, 어깨 라인을 꿈꾸고 있는 사람들에게 강력 추천하는 운동!

| 덤벨 킥 백

(1) 양손에 덤벨을 들고 어깨 너비 정도로 발을 벌리고 선다.

(2) 가슴을 최대한 앞으로 내밀고 엉덩이를 뒤로 빼 S자 곡선을 만들어준다.

> **TIP** 이때, 엉덩이 천골을 바깥으로 밀듯이 빼 위쪽으로 힘을 줘서 자세를 잡아주는 것이 좋다.

(3) 상체를 곧게 핀 상태를 유지한 채 시선을 바닥에 고정한 후 앞으로 살짝 숙여준다.

(4) 상체가 30도 정도 숙여졌을 때 덤벨을 쥔 양팔을 옆구리에 붙인다.

(5) (4)의 자세에서 상체와 팔뚝은 그대로 고정하고 팔만 뒤로 쭉 뻗어서 일직선으로 만들었다가 다시 원위치로 돌아온다.

　TIP 팔을 뒤로 뻗을 때 호흡을 내뱉고, 최대한 반동을 주지 않는다.

(6) 40초 동안 (5)의 동작을 쉬지 않고 반복한다. 평균 10~15회 정도가 한 세트로 마무리 된다.

(7) 20초 정도 휴식을 취한 뒤 다시 한 세트를 시작한다.

　TIP 동작이 어느 정도 익숙해지면 세트를 점점 더 늘려 각 동작을 총 3세트 정도 반복한다.

> **POINT)** 본인이 들 수 있는 가장 무거운 덤벨을 이용한 운동으로 팔 라인을 매끄럽게 만들어준다. 하지만 자세 잡기가 생각처럼 쉽지 않기 때문에 운동을 처음 하는 초보자라면 무리하지 않고 천천히 따라하는 것을 권장한다.

| 덤벨 헤머컬

(1) 덤벨이 앞을 향하게 들고 어깨 너비 정도로 발을 벌린 뒤 곧게 선다.

(2) 팔을 가슴에 붙인 채 덤벨을 쥔 손을 위로 들어 올린다. 이때, 팔을 들어 올리는 타이밍에 호흡을 내뱉는다.

　TIP 가슴을 모아준다는 느낌으로 덤벨을 올려주는 것이 포인트!

(3) 40초 동안 (2)의 동작을 쉬지 않고 반복한다. 평균 10~15회 정도가 한 세트로 마무리 된다.

(4) 20초 정도 휴식을 취한 뒤 다시 한 세트를 시작한다.

　TIP 동작이 어느 정도 익숙해지면 세트를 점점 더 늘려 각 동작을 총 3세트 정도 반복한다.

POINT) 양손에 덤벨을 잡은 채 앞으로 팔을 접는 동작을 '컬'이라고 한다. '해머컬'은 이러한 '컬' 동작을 활용해 망치를 잡듯 덤벨을 잡으며 운동하는 것을 뜻한다. 이때, 덤벨을 회전시켜서 잡지 않고 중립자세 그대로 잡는 것이 포인트! 지속해서 운동하면 효과적으로 팔과 가슴의 근육을 단련해 매끈한 팔 라인과 쇄골 라인을 얻을 수 있다.

 ②등&어깨 등과 어깨는 주로 남성들이 선호하는 운동 부위다. 많은 여성들이 등이나 어깨 운동의 필요성을 잘 느끼지 못한다. 하지만 어깨 근육이 잘 단련되면 상대적으로 얼굴이 작아 보이고, 옷의 핏이 좋아진다. 단순히 미용적인 목적 말고도 어깨나 뒷목, 허리의 통증이 있다면 등과 어깨 운동을 열심히 해야 한다. 등과 어깨의 근육이 제대로 단련되고, 이 근육을 사용할 줄 알아야 목과 어깨의 통증을 줄이고 바른 자세를 유지하며 라운드 숄더나 거북목도 예방할 수 있다.

목과 등, 어깨를 이어주는 마름모 모양의 큰 근육을 '승모근'이라고 하는데, 승모근 중에서도 상부 승모근이 주로 현대인들의 뻣뻣한 뒷목 통증과 두통을 유발하는 요인이다. 등의 근육을 적절하게 사용하지 못하면 상부 승모근에만 많은 힘이 들어가서 근육이 뭉치고 결리는 원인이 된다. 목과 어깨를 이어주는 라인이 불룩하게 튀어나와서 외관상으로도 보기에 좋지 않다.

견갑골을 움직이는 어깨의 근육과 등의 근육을 적절하게 쓰면 상부 승모근의 부담을 줄여서 목 뒤쪽이 훨씬 가벼워지고, 두피와 어깨를 잡아당기지 않으므로 긴장형 두통도 좋아질 수 있다. 어깨가 앞으로 말린 라운드 숄더도 등 근육의 힘을 줘서 뒤로 당겨주면 쉽게 개선할 수 있다.

허리의 기립근 역시 등 근육의 일종으로 이 부분 근육이 단련되면 추간판탈출증(일명 디스크)이 있거나 척추의 정렬이 틀어져 허리 통증이 있는 사람들에게도 효과적으로 통증을 줄이고 바른 자세를 유지할 수 있게 된다.

| 밴드 시티드 로우

(1) 매트 위에 앉은 상태에서 밴드를 두 발에 걸어 감아준다.

> **TIP** 이때, 밴드의 길이가 짧을수록 운동 효과가 커진다.

(2) 허리와 가슴을 곧게 편 후 무릎을 살짝 구부리고 양손으로 발에 감은 밴드의 끝부분을 잡는다.

(3) (2)의 상태에서 팔을 일자로 쭉 뻗은 후 호흡을 내뱉으면서 밴드를 배 쪽으로 쭉 잡아당긴다.

> **TIP** 밴드를 당길 때는 팔의 힘을 쓰는 것이 아니라 양쪽 견갑골(날개뼈)이 만난다는 느낌으로 등에 힘을 주면서 당기는 것이 포인트! 팔꿈치가 위로 뜨지 않도록 주의한다.

(4) 40초 동안 (3)의 동작을 쉬지 않고 반복한다. 평균 10~15회 정도가 한 세트로 마무리 된다.

(5) 20초 정도 휴식을 취한 뒤 다시 한 세트를 시작한다.

> **TIP** 동작이 어느 정도 익숙해지면 세트를 점점 더 늘려 각 동작을 총 3세트 정도 반복한다.

> **POINT)** 밴드 시티드 로우는 등과 겨드랑이의 라인을 효과적으로 정리해줄 수 있는 동작이다. 이때 사용되는 탄력 밴드는 색깔에 따라 탄성도가 다르다. 본인의 근력에 맞는 색깔의 탄력 밴드를 준비하자.

| 플라이 잭

(1) 두 다리를 어깨 너비 정도로 벌리고 서서 팔을 앞으로 뻗어 손끝을 둥글게 모아준다.

> **TIP** 마치 양팔 사이에 공을 껴안은 것처럼 손끝을 모으고 팔과 팔꿈치는 자연스럽게 벌리는 것이 중요하다.

(2) (1)의 상태에서 팔 벌려 뛰기를 하듯 양팔과 다리를 옆으로 벌려주면서 가볍게 점프한다.

> **TIP** 팔이 위가 아닌 옆을 향해 벌어졌다가 다시 모아야 한다. 또한, 팔을 벌릴 때 양쪽 견갑골(날개뼈)이 만난다는 느낌으로 벌려야 한다.

(3) 팔과 다리를 벌릴 때 호흡을 짧게 내뱉으면서 40초 동안 동작을 쉬지 않고 반복한다. 평균 20~30회 정도가 한 세트로 마무리 된다.

(4) 20초 정도 휴식을 취한 뒤 다시 한 세트를 시작한다.

> **TIP** 동작이 어느 정도 익숙해지면 세트를 점점 더 늘려 각 동작을 총 3세트 정도 반복한다.

> **POINT)** 체지방을 태우는 유산소 운동과 근력 운동이 결합된 운동이다. 단시간에 고효율을 낼 수 있는 것이 특징!

| 밴드 숄더 프레스

(1) 매트 위에 무릎을 꿇고 앉은 뒤 무릎 아래에 밴드 가운데 부분을 고정시킨다.

> **TIP** 무릎으로 밴드 가운데 부분을 깔고 앉는다고 생각하면 쉽다.

(2) 엉덩이를 들어 올려 무릎만 접혀 있는 자세를 취한 뒤 양손으로 밴드 끝을 잡고 팔을 어깨 높이 정도로 든다.

> **TIP** 이때, 밴드가 팔꿈치 뒤쪽으로 향하게 잡는 것이 포인트!

(3) (2)의 상태에서 어깨 앞쪽에 자극을 느끼면서 그대로 밴드를 머리 위로 들어 올린다.

(4) 밴드를 쥔 양손이 만나거나 너무 벌어지지 않도록 주의하면서 동작을 반복한다. 평균 10~15회 정도가 한 세트로 마무리 된다.

(5) 20초 정도 휴식을 취한 뒤 다시 한 세트를 시작한다.

> **TIP** 동작이 어느 정도 익숙해지면 세트를 점점 더 늘려 각 동작을 총 3세트 정도 반복한다.

> **POINT)** 어깨 앞쪽 근육을 단련시키는 동작으로 민소매를 입었을 때 탄력 있는 어깨 라인을 만들 수 있다.

| 밴드 레터럴 레이즈

(1) 밴드 중앙 부분을 양발로 밟고 서서 팔을 내려 밴드 양끝을 잡는다.

(2) 이 상태에서 호흡을 내뱉으며 팔을 양옆으로 들어 올린다.

> **TIP** 팔을 너무 높게 들 필요 없이 어깨 라인에 맞춰서 들어 올리는 것이 중요하다.

(3) 어깨에 자극이 느껴지지 않고 목 또는 상부 승모근에 힘이 들어간다면 밴드를 허리 라인 뒤로 살짝 넘겨서 동작을 시행한다.

TIP 이렇게 하면 승모근 개입을 줄이면서 효과적으로 어깨 측면부를 자극할 수 있다.

(4) 40초 동안 동작을 쉬지 않고 반복한다. 평균 10~15회 정도가 한 세트로 마무리 된다.

(5) 20초 정도 휴식을 취한 뒤 다시 한 세트를 시작한다.

TIP 동작이 어느 정도 익숙해지면 세트를 점점 더 늘려 각 동작을 총 3세트 정도 반복한다.

> **POINT)** 밴드를 이용해서 어깨 측면부를 자극하는 동작이다. 측면부를 자극하기 위해서는 앉은 자세보다는 서서 하는 것이 밴드의 압박이 커서 운동 효과가 증대된다. 동작을 계속 반복하며 운동하다 보면 어깨에 얹어진 피로 곰을 내려놓고 가벼운 뒷목과 매끈한 어깨 라인, 뒤태를 얻을 수 있다.

 ③ 복부 가장 많은 사람들이 고민하는 부위는 단연 복부다. 복부는 골격 없이 근육과 지방으로만 복강내부를 보호해주기 때문에 생리적으로 보호를 위한 피하 지방이 쌓이기 쉬운 부위다. 또한 복강 내로 내장 지방이 쌓이면 전반적인 복부 둘레가 커지고 남산처럼 부은 것처럼 보이기도 한다.

사실 복부 운동을 많이 한다고 복부의 지방이 선택적으로 감소하는 것은 아니다. 그래서 복부의 지방, 특히 내장 지방을 줄이기 위한 가장 좋은 방법은 오히려 유산소 운동이다. 그럼에도 불구하고 복부 운동을 강조하는 이유는 복근이 대표적인 코어 근육이기 때문이다.

코어 근육은 내장 기관을 보호하기 위해 필요한 근육이다. 척추기립근과 마찬가지로 우리 몸을 세워주고 골반과 상체를 이어주며 앉아있을 때, 서 있을 때, 걸을 때 모두 관여한다. 그래서 복근이 단련되어야 다른 운동을 할 때에도 바른 자세를 유지해서 운동의 효과를 늘릴 수 있고, 일상생활에서도 신체의 균형을 잡고 안정감 있는 보행이 가능하다.

| 하이 니 업

(1) 양발을 골반 너비로 벌린 상태로 선다.

(2) 한발씩 번갈아가며 무릎을 골반 위치까지 들어 올린다.

> **TIP** 이때, 뒤꿈치는 땅에 닿지 않게 앞꿈치로 가볍게 뛰듯 다리를 들어 올린다.

(3) (2)의 동작과 더불어 양팔도 머리 높이까지 들어 올려 인사하듯 경쾌하게 팔을 흔든다.

(4) 40초 동안 동작을 쉬지 않고 반복한다. 평균 20~30회 정도가 한 세트로 마무리 된다.

(5) 20초 정도 휴식을 취한 뒤 다시 한 세트를 시작한다.

> **TIP** 동작이 어느 정도 익숙해지면 세트를 점점 더 늘려 각 동작을 총 3세트 정도 반복한다.

> **POINT)** 선 자세에서 무릎을 골반 높이까지 올려주는 동작이다. 역시 유산소 운동이 강하게 결합된 동작으로 뛰듯이 빠르게 반복을 해주는 것이 포인트다. 팔과 다리를 모두 쓰는 전신 유산소 운동이면서도 무릎을 들어 올릴 때 복부에 강한 자극이 느껴질 것이다.

| 슬로우 마운틴 클라이머

(1) 엎드린 자세에서 뛰듯이 양발을 빠르게 복부까지 끌어당긴다.

(2) 한발씩 번갈아가며 무릎을 끌어당기면서 호흡을 내뱉음과 동시에 버티고 있는 팔에도 강하게 힘을 주어 흔들리지 않도록 한다.

> **TIP** 팔과 이어진 어깨 부분까지 힘을 줘서 견갑골(날개뼈)이 올라오지 않게 등을 둥글게 뒤로 빼는 느낌으로 힘을 주는 것이 중요하다.

(3) 40초 동안 동작을 쉬지 않고 반복한다. 평균 10~15회 정도가 한 세트로 마무리 된다.

(4) 20초 정도 휴식을 취한 뒤 다시 한 세트를 시작한다.

> **TIP** 동작이 어느 정도 익숙해지면 세트를 점점 더 늘려 각 동작을 총 3세트 정도 반복한다.

> **POINT)** 슬로우 마운틴 클라이머는 기존의 마운틴 클라이머와는 다르게 천천히 한발씩 무릎을 끌어당기는 동작으로 복부의 자극을 확실히 느낄 수 있다.

| 플랭크

(1) 엎드린 자세에서 팔꿈치를 구부리고 양손은 깍지를 껴준다.

(2) 깍지 낀 양손으로 매트를 밀어내듯 힘을 주며 몸을 살짝 들어 올린다.

(3) (2)의 동작에서 어깨부터 발목까지 일자가 되도록 복부와 허리, 견갑골에 힘을 주고 버틴다.

> **TIP** 이때, 엉덩이가 솟아오르면 복부에 힘이 들어가지 않으므로 일직선을 유지하는 데 신경 써야 한다.

(4) 40초 동안 동작을 지속하도록 노력한다.

(5) 20초 정도 휴식을 취한 뒤 다시 한 세트를 시작한다.

> **TIP** 동작이 어느 정도 익숙해지면 세트를 점점 더 늘려 각 동작을 총 3세트 정도 반복한다.

> **POINT)** 대중들에게 많이 알려진 운동이기도 한 플랭크는 전신과 코어를 단련하는 데 매우 효과적이고 유명한 동작이다.

| 슬라이드 크런치

(1) 등을 대고 누운 뒤 무릎을 세우고 양손이 허벅지 윗부분에 닿게 위로 올린다.

(2) 천천히 호흡을 내뱉으면서 복부를 강하게 수축해 상체를 들어 올린다.

> **TIP** 이 동작을 할 때 목에 힘이 들어가면 통증을 유발할 수도 있으므로 최대한 복부에 힘을 주면서 상체를 들어 올려야 한다.

(3) (2)의 동작을 할 때 손바닥 역시 무릎을 향해 허벅지를 쓸면서 같이 올라간다.

> **TIP** 손이 무릎 끝까지 올라가지 않는다면, 최대한 올릴 수 있을 만큼만 올리도록 하는 것이 포인트!

(4) 40초 동안 동작을 쉬지 않고 반복한다. 평균 10~15회 정도가 한 세트로 마무리 된다.

(5) 20초 정도 휴식을 취한 뒤 다시 한 세트를 시작한다.

> **TIP** 동작이 어느 정도 익숙해지면 세트를 점점 더 늘려 각 동작을 총 3세트 정도 반복한다.

> **POINT)** 복부에 쌓인 지방을 효과적으로 제거할 수 있는 운동이다. 반복하면 매끈한 복부와 옆구리 라인을 뽑낼 수 있을 것이다.

④ **엉덩이** 언젠가부터 적당한 볼륨감 있는 몸이 더 건강한 몸이라는 인식이 널리 퍼지기 시작했다. 특히 봉긋하게 솟은 엉덩이와 골반라인은 남녀 모두 추구하는 건강한 보디라인의 상징이 되었다. 오죽하면 '애플힙'이라는 말이 유행까지 되었을까. 하지만 이 엉덩이 근육은 단순히 보기에만 좋은 것이 아니다. 우리가 살아가는 데 꼭 필요한 생존 근육이기도 하다.

엉덩이 근육과 허벅지 근육은 우리의 신체에서 가장 큰 근육이다. 이중 특히 엉덩이 근육은 골반을 감싸고 지지해줘서 상체와 하체를 이어주는 중심축 역할을 하는데, 바른 보행을 위해 필수적으로 엉덩이 근육을 사용하는 방법을 알아야 한다.

좌식 생활에 익숙해진 현대인들은 '엉덩이 기억 상실증'에 걸린 경우가 많다. 오랜 시간 의자에 앉아 있다 보면 엉덩이 근육과 허벅지 뒷근육을 잘 사용하지 않아 힘이 약해지고 쇠퇴하고 있다는 뜻이다. 대둔근·햄스트링 조절 장애라고도 한다. 엉덩이 기억 상실증에 걸려 있다면 근육량을 늘리는 데만 집중하지 말고 정확하게 엉덩이 근육을 자극하는 동작들로 시작해야 한다.

| 니 사이클

(1) 양발을 골반 너비로 벌린 상태로 선다.

(2) 손을 허리 위에 올린 채 한쪽 무릎을 골반 높이까지 들어 올린다.

TIP 이 동작을 할 때 양쪽 골반의 높이가 같아야 한다. 만약 한쪽으로 골반이 쏠려 있다면 엉덩이 근육에 힘을 제대로 주고 있지 못하고 있는 것이니 자세를 바로 잡는다.

(3) 한쪽 다리의 무릎을 앞으로 90도 각도로 올리고 측면으로 이동 후 제자리로 돌아온다.

(4) 이어서 다리를 측면으로 90도로 올리고 앞으로 이동 후 제자리로 돌아온다.

(5) 반대쪽 다리 역시 위와 같은 동작을 반복한다.

> **TIP** 동작이 익숙해지면 연속으로 빠르게 반복해야 운동 효과를 높일 수 있다.

(6) 40초 동안 동작을 쉬지 않고 반복한다. 평균 10~15회 정도가 한 세트로 마무리 된다.

(7) 20초 정도 휴식을 취한 뒤 다시 한 세트를 시작한다.

> **TIP** 동작이 어느 정도 익숙해지면 세트를 점점 더 늘려 각 동작을 총 3세트 정도 반복한다.

> **POINT)** 엉덩이 근육을 제대로 쓰지 못하면 엉덩이 운동을 해도 허벅지 근육만 발달하기도 한다. 제대로 엉덩이 근육을 사용하는 법을 익히기 위해서는 엉덩이의 가동 범위를 늘려야 한다. 니 사이클은 골반을 유연하게 풀어주면서 가동 범위를 높이는 동작이다. 한쪽 다리를 들어서 시행할 때 반대쪽 엉덩이에도 힘을 줘야 골반의 높이를 같게 유지하면서 흔들림 없이 안정적으로 동작할 수 있다.

| 스탠딩 백 킥

(1) 양발을 골반 너비로 벌린 상태로 선 뒤 양손을 허리 위에 올려둔다.

(2) 한쪽 다리를 땅에 굳건히 지탱한 채 나머지 다리를 뒤로 쭉 뻗어 찬 뒤 제자리로 돌아온다.

(3) 상체가 너무 앞으로 숙여지지 않도록 배와 엉덩이에 힘을 주고 동작을 반복한다.

(4) 40초 동안 동작을 쉬지 않고 반복한다. 양쪽 각각 평균 10~15회 정도 가 한 세트로 마무리 된다.

(5) 20초 정도 휴식을 취한 뒤 다시 한 세트를 시작한다.

TIP 동작이 어느 정도 익숙해지면 세트를 점점 더 늘려 각 동작을 총 3세트 정도 반복한다.

> **POINT)** 말 그대로 서서 뒤로 발을 차는 동작이다. 뒤로 발을 찰 때 엉덩이 근육이 강하게 수축하는 것을 느낄 수 있다. 처진 엉덩이를 효과적으로 UP! 시킬 수 있으므로 '애플힙'을 꿈꾸는 사람이라면 꾸준히 시행하는 것을 추천한다.

| 하프 트위스트 런지

(1) 양발을 골반 너비로 벌리고 선다.

(2) 한쪽 다리를 대각선 뒤쪽으로 넘긴 뒤 발끝으로만 고정한 상태에서 살짝 앉으면서 양쪽 무릎이 각각 90도 정도 구부러지게 한다.

TIP 이때, 뒤로 넘긴 다리의 무릎이 바닥에 닿지 않도록 한다.

(3) 호흡을 내뱉으면서 천천히 올라온 뒤 다시 반대쪽 다리로 같은 동작을 반복한다.

TIP 런지 동작을 할 때 앞에 있는 다리의 무릎이 지나치게 앞으로 나오면 관절에 무리가 갈 수 있으니 주의한다. 최대한 발끝을 넘기지 않도록 발뒤꿈치에 힘을 주면서 구부리는 것이 좋다.

(4) 40초 동안 동작을 쉬지 않고 반복한다. 양쪽 각각 평균 10~15회 정도
가 한 세트로 마무리 된다.

(5) 20초 정도 휴식을 취한 뒤 다시 한 세트를 시작한다.

TIP 동작이 어느 정도 익숙해지면 세트를 점점 더 늘려 각 동작을 총 3세트 정도
반복한다.

POINT) 엉덩이 근육을 키워주는 대표적인 운동 '런지'를 응용한 동작이다.
런지 동작을 하다 보면 앞에 위치한 다리를 지지해주는 엉덩이의 바깥면(중
둔근)에 강하게 자극이 오는 걸 느낄 수 있다.

| 힙 브릿지

(1) 매트 위에 등을 대고 누운 뒤 손은 골반 옆으로 편하게 두고 무릎을 세
운다.

(2) 두 발을 모으고 발끝은 살짝 V자가 되게 바깥 방향으로 둔다.

(3) 무릎이 발끝보다 넓게 벌어지도록 하고 천천히 호흡을 내뱉으면서 가
슴과 배, 골반이 일직선이 되도록 엉덩이를 들어 올린다.

(4) 최고점까지 올라왔을 때 엉덩이를 강하게 수축시킨 후 꼬리뼈를 살짝
말아 감는 느낌으로 골반과 배가 평평해지도록 힘을 준다.

(5) (4)의 자세를 1초 정도 고정시킨 뒤 천천히 엉덩이를 아래로 내려 원래
자세로 돌아간다.

(6) 40초 동안 동작을 쉬지 않고 반복한다. 평균 10~15회 정도가 한 세트
로 마무리 된다.

(7) 20초 정도 휴식을 취한 뒤 다시 한 세트를 시작한다.

TIP 동작이 어느 정도 익숙해지면 세트를 점점 더 늘려 각 동작을 총 3세트 정도 반복한다.

POINT) 허리 후면에 척추기립근도 같이 단련할 수 있어서 허리가 아픈 사람들에게도 추천하는 동작이다.

⑤ **하체** 하체의 허벅지 근육은 포도당 공장이라는 별명이 있다. 우리 몸에서 포도당을 가장 많이 연소시키고, 남은 포도당을 가장 많이 저장시키는 근육이기 때문이다. 그래서 노년의 건강한 삶을 위한 지표로 허벅지 둘레를 측정하기도 한다. 실제로 허벅지 두께가 두꺼울수록 당뇨의 위험이 적었다는 통계도 있는 만큼, 체지방을 줄이고 혈당을 조절하고 싶다면 허벅지 근력 운동을 반드시 해야 한다.

종아리 역시 중요하다. 특히 저녁에 다리가 잘 붓는 여성이라면 정맥순환을 도와주는 종아리 근육을 단련시킴으로써 부종도 예방하고 다리 저림도 효과적으로 치료할 수 있다. 종아리 근육 운동을 많이 하면 다리에 알이 생긴다고 피하는 경우도 많은데 허벅지와 종아리 근육을 함께 단련하면 한쪽에만 과도한 근육이 생기지 않는다. 또한 전후로 스트레칭을 충분히 해주면 오히려 균형 잡히고 탄탄한 다리 라인을 얻을 수 있다.

| 와이드 스쿼트

(1) 두 다리를 어깨 너비보다 넓게 벌리고 선 뒤 발끝을 45도 각도로 바깥을 향하게 선다.

(2) 가슴은 앞으로 내밀고 엉덩이를 뒤로 뺀다.

> **TIP** 이 자세를 취할 때 엉덩이를 지나치게 뒤로 뺄 경우 허리에 과신전이 생길 수 있으므로 복부와 척추기립근에도 단단히 힘을 준다. 엉덩이를 내밈과 동시에 약간 위로 올리듯 밀어내는 것이 포인트!

(3) (2)의 자세를 유지한 채로 천천히 무릎을 굽히면서 호흡을 들이마신다.

> **TIP** 이때, 무릎 안쪽으로 향하면 NG! 발끝 방향에 맞춰 바깥을 향하도록 하며 내려가되, 무릎이 발끝을 넘기지 않도록 한다.

(4) 천천히 호흡을 내뱉으면서 다시 올라와 원래 자세로 돌아간다. 이 때도 엉덩이 근육을 수축시켜야 한다.

(5) 40초 동안 동작을 쉬지 않고 반복한다. 평균 10~15회 정도가 한 세트로 마무리 된다.

(6) 20초 정도 휴식을 취한 뒤 다시 한 세트를 시작한다.

> **TIP** 동작이 어느 정도 익숙해지면 세트를 점점 더 늘려 각 동작을 총 3세트 정도 반복한다.

> **POINT)** 스쿼트는 가장 유명한 하체 운동이다. 이때 발의 너비에 따라 내로우 스쿼트나 와이드 스쿼트로 변형을 할 수 있는데 초보자라면 골반의 움직임이 좀 더 편안한 와이드 스쿼트로 시작하는 것이 좋다. 허벅지 안쪽으로 자극을 줘서 허벅지 안쪽 라인을 정리하는 데도 효과적이다.

| 하프 스쿼트

(1) 양발을 골반 너비 정도로만 벌린 뒤 발끝이 15도 정도 바깥을 향하게 선다.

(2) 가슴은 앞으로 내밀고 무릎을 조금 굽히면서 엉덩이의 무게 중심을 뒤로 이동하여 살짝 밀어준다.

(3) 팔을 앞으로 쭉 뻗고 무릎을 반만 굽힌다.

> **TIP** 이때, 무게 중심은 계속 뒤쪽에 두어야 무릎이 지나치게 앞으로 나가지 않고 효과적으로 허벅지 근육에 자극을 줄 수 있다.

(4) 무릎이 안으로 모이지 않고 발끝 방향을 향할 수 있도록 주의하며 의자에 앉는 느낌으로 앉았다가 다시 일어선다.

(5) 40초 동안 동작을 쉬지 않고 반복한다. 평균 10~15회 정도가 한 세트로 마무리 된다.

(6) 20초 정도 휴식을 취한 뒤 다시 한 세트를 시작한다.

> **TIP** 동작이 어느 정도 익숙해지면 세트를 점점 더 늘려 각 동작을 총 3세트 정도 반복한다.

> **POINT)** 와이드 스쿼트로 엉덩이 근육과 허벅지 안쪽(내전근)에 자극을 줬다면 이번에는 허벅지 앞쪽 근육을 단련할 차례이다. 하프 스쿼트를 실행하면 효과적으로 허벅지 근육을 자극할 수 있어 좋다.

| 스탠딩 원 레그컬

(1) 어깨 너비보다 조금 넓게 양발을 두고 선 뒤 두 손을 허리 위에 올린다.

(2) 다리 한쪽을 들어 올린 뒤 짧게 호흡을 내뱉고 허벅지 뒤쪽을 찬다.

> **TIP** 발을 찰 때 다리를 뒤로 당겨준다는 느낌으로 발뒤꿈치를 내밀면서 차 올려야 한다. 또한, 차는 순간 허벅지 뒤쪽 근육이 수축되는 것을 느껴야 한다.

⑶ 천천히 숨을 들이마시며 뒤로 뻗은 다리를 원래 자리로 돌려놓는다. 나머지 한쪽 다리도 같은 동작을 시행한다.

⑷ 40초 동안 동작을 쉬지 않고 반복한다. 평균 20~30회 정도가 한 세트로 마무리 된다.

⑸ 20초 정도 휴식을 취한 뒤 다시 한 세트를 시작한다.

> **TIP** 동작이 어느 정도 익숙해지면 세트를 점점 더 늘려 각 동작을 총 3세트 정도 반복한다.

POINT) 허벅지 뒤쪽 근육에 자극을 줄 수 있는 운동이 바로 '스탠딩 원 레그 컬'이다. 발을 뒤쪽으로 차듯이 뻗는 게 중요한데, 발끝을 앞쪽을 향해 당긴 자세를 취하는 것이 중요하다. 만약 발끝을 신전시킨 자세를 취한다면 제대로 힘을 줄 수 없다.

| 원 덤벨 스티프 데드리프트

⑴ 양손에 덤벨을 쥔 채 양발을 골반 너비 정도로만 벌린 뒤 발끝이 15도 정도 바깥을 향하게 선다.

⑵ 가슴은 앞으로 내밀고 무릎을 조금 굽히면서 엉덩이의 무게 중심을 뒤로 이동하여 살짝 밀어준다.

⑶ 시선을 자연스럽게 바닥에 둔 뒤 천천히 호흡을 내뱉어주면서 엉덩이를 뒤로 점점 더 빼 상체를 숙인다.

> **TIP** 이때, 허리를 숙이거나 구부리는 것이 아니라 엉덩이를 뺀 각도 그대로 내려가는 것이 포인트! 가슴을 활짝 연 상태를 유지하려고 노력한다.

⑷ 다시 호흡을 들이마시면서 천천히 원래 자세로 돌아온다.

> **TIP** 너무 빠르게 동작을 시행하지 말고 허벅지 뒤와 엉덩이에 자극이 확실히 가해지는지 느끼면서 움직인다.

⑸ 40초 동안 동작을 쉬지 않고 반복한다. 평균 10~15회 정도가 한 세트로 마무리 된다.

⑹ 20초 정도 휴식을 취한 뒤 다시 한 세트를 시작한다.

> **TIP** 동작이 어느 정도 익숙해지면 세트를 점점 더 늘려 각 동작을 총 3세트 정도 반복한다.

> **POINT)** 덤벨을 활용해 허벅지에 더욱더 큰 자극을 줄 수 있는 운동이다. 힘든 만큼 효과가 커서 꾸준히 운동하면 부종 없이 매끈하면서도 탄력 있는 다리 라인을 얻을 수 있을 것이다.

 ⑥ 전신 전날 과식을 하거나 야식을 먹었다면 근력 운동만으로 열량을 다 소모하기는 어렵다. 이런 날은 맨몸으로 하는 전신 유산소 운동을 통해 과도하게 섭취한 칼로리를 빨리 태워내야 체지방으로 축적되지 않는다. 별다른 기구 없이도 집에서 체지방을 탈탈 털어낼 수 있는 효과 좋고 간단한 전신 유산소 운동 동작들을 인터벌 트레이닝 형식으로 진행하면 짧은 시간에도 최대한의 효과를 낼 수 있다.

| 트위스트 니 업

⑴ 두 다리를 골반 너비로 벌리고 선 뒤 양팔을 만세 하듯 위로 쭉 올린다.

⑵ 가볍게 뜀과 동시에 한쪽 팔을 내리고 허리를 살짝 비틀면서 반대쪽 무릎을 골반 높이까지 올려서 가볍게 터치한 후 원래 자세로 돌아간다.

⑶ 반대쪽 팔과 다리도 같은 방식으로 움직여 팔꿈치와 무릎이 가볍게 맞닿도록 한다.

TIP 무릎과 팔꿈치가 닿을 때 호흡을 내뱉고 팔을 다시 들어 올릴 때 빠르게 호흡을 들이마신다.

(4) 40초 동안 동작을 쉬지 않고 반복한다.

TIP 이때, 깊은 호흡보다 짧고 빠른 호흡을 내뱉으며 최대한 많은 동작을 수행하도록 한다.

(5) 20초 정도 휴식을 취한 뒤 다시 시작한다.

> **POINT)** 빠르게 동작을 반복하면 전신 유산소 운동의 효과를 냄과 동시에 허리와 복근에도 자극을 줄 수 있다. 유산소 운동은 빠른 속도로 할수록 운동 강도를 높일 수 있다는 것을 잊지 말자.

| 버피 스텝

(1) 양발을 골반 너비 정도로만 벌린 뒤 두 팔을 자연스럽게 아래로 내려 차렷 자세를 취한다.

(2) 가볍게 점프함과 동시에 몸을 아래로 숙여 팔을 바닥에 대고 엎드린다.

(3) 양발을 뒤로 쭉 뻗어 엎드려뻗쳐 자세를 취한 후 다시 다리를 원래 위치로 가져온다.

(4) 또다시 가볍게 점프하면서 몸을 들어 올려 (1)의 차렷 자세로 돌아온다.

TIP 동작을 시행함에 있어 호흡도 굉장히 중요한 부분이다. 몸을 숙이면서 숨을 내쉬다가 두 다리를 뒤로 뻗을 때 숨을 들이마신 후 다시 다리를 앞으로 옮길 때 숨을 내쉬면 된다.

(5) 40초 동안 동작을 쉬지 않고 반복한다.

TIP 이때, 최대한 많은 동작을 수행하도록 한다.

(6) 20초 정도 휴식을 취한 뒤 다시 시작한다.

POINT) 버피는 전신 유산소 운동으로 가장 강력한 효과를 볼 수 있는 동작 중 하나다. 팔과 다리, 엉덩이, 복근까지 전신의 모든 근육을 효과적으로 자극할 수 있다. 하지만 효과가 좋은 만큼 굉장히 고강도의 동작이라 초보자들이 섣불리 따라 하기 어렵다. 이런 사람들은 버피 스텝으로 정확한 자세를 익히는 것이 좋다.

| 홀드 푸쉬업 점핑잭

(1) 바닥에 엎드려 기본 푸쉬업 자세를 취한다.

> **TIP** 엎드렸을 때 어깨에 힘을 줘 등을 둥글게 말아줘야 한다.

(2) 마치 팔 벌려 뛰기를 하듯 가지런히 모아두었던 두 발을 양옆으로 벌렸다가 다시 모은다.

> **TIP** 이때, 두 팔을 바닥에 대고 상체를 단단히 고정한다.

(3) 가능하면 상체와 골반이 너무 흔들리지 않도록 복부와 양팔에 힘을 주면서 자세를 유지한 채 (2)의 동작을 반복한다.

> **TIP** 양발을 벌릴 때 숨을 짧게 내뱉고 모을 때 다시 들이마신다.

(4) 40초 동안 동작을 쉬지 않고 반복한다.

> **TIP** 이때, 최대한 많은 동작을 수행하도록 한다.

(5) 20초 정도 휴식을 취한 뒤 다시 시작한다.

POINT) 이름에서 알 수 있듯이 '홀드 푸쉬업'은 푸쉬업 자세를 취하다가 멈추는 운동을 뜻한다. 효과 좋은 전신 운동이기도 하지만 코어 근육을 계속 사용해야 해서 뱃살을 빼는 데 특히 효과가 좋다.

| 원 레그 점핑 니킥

(1) 두 다리를 어깨 너비 정도로만 벌린 뒤 두 손은 허리 위에 올린다.

(2) 가볍게 점프함과 동시에 한 다리를 구부려 무릎을 골반 높이까지 두 번 올려 찬다.

> **TIP** 무릎을 올릴 때 짧게 숨을 내쉬고 다리를 내릴 때 다시 들이마신다.

(3) (2)와 마찬가지로 가볍게 점프함과 동시에 반대쪽 다리도 골반 높이까지 두 번 올려 찬다.

> **TIP** 음악에 맞춰 신나게 움직여주면 더욱더 운동 효과를 극대화시킬 수 있다.

(4) 40초 동안 동작을 쉬지 않고 반복한다.

> **TIP** 이때, 최대한 많은 동작을 수행하도록 한다.

(5) 20초 정도 휴식을 취한 뒤 다시 시작한다.

> **POINT)** 쉽게 따라할 수 있는 전신 운동이다. 운동에 익숙치 않은 사람도 부담 없이 시행할 수 있어 좋다. 앞서 소개한 전신 운동 3개까지 모두 포함해 함께 움직이면 더 큰 효과를 누릴 수 있다.

04
최소한의 운동 습관,
걷기

관절에 이상이 없다면 가장 추천하는 유산소 운동은 바로 걷기다. 운동화만 있다면 따로 비용이 들지 않아 부담 없이 시작할 수 있고, 장소에 대한 구애도 거의 없는 편이다. 집 근처에 공원이 있다면 공원을 걷는 것도 좋고 너무 붐비지만 않는다면 그냥 번화가 인도를 걷는 것도 나쁘지 않다.

다만 본격적인 운동 효과를 보기 위해서는 어느 정도 이상의 강도와 시간, 바른 자세가 필수적이다. 한강을 걷다 보면 걷기 운동을 하는 사람들을 흔하게 찾아볼 수 있다. 그런데 운동을 하는 사람들 중 유독 눈에 띄는 사람들이 있다. 바로 스마트폰을 보면서 구부정하게 걷는 사람들이다.

가만히 앉아있는 것보다는 몸을 조금이라도 움직이는 게 더 낫다고는 하지만 바르지 못한 자세로 운동을 하는 것은 오히려 독이 될 수 있다. 스마트폰을 보면서 걸으면 목이 앞으로 구부러지면서 척추의 정렬이 망가지게 되고 걸을 때도 엉덩이와 허벅지의 힘을 쓰지 못하고 종아리와 발목으로 터덜터덜 걸으니 무릎이나 발목 관절의 통증만 가중된다. 잘못 걷는 습관은 허벅지 대신 종아리의 근육만 발달시켜 이른바 다리 알이 생기고 하체 근육의 균형도 맞지 않아 라인을 오히려 망칠수 있다. 그럼 어떻게 해야 바르고 건강하게 걸을 수 있을까?

①**바른 자세** 살을 빼고 건강을 얻기 위해서는 걷는 자세가 무엇보다 중요하다. 척추(경추, 흉추, 요추)를 곧게 세우고 S자 커브를 유지하면서 골반이 흔들리지 않게 걸어야 한다. 그러기 위해서는 시선은 바닥이나 스마트폰이 아니라 정면을 바라보아야 하고 복부와 엉덩이에 힘을 준 채 걸어야 요추의 곡선을 바르게 세우면서 골반의 흔들림 없이 바르게 걸을 수 있다.

②**넓은 보폭** 보폭은 크게 걷는 것이 좋다. 이상적인 보폭은 본인의 키에서 1m를 뺀 수치이다. 종종걸음으로 걸을 때는 허벅지나 엉덩이보다 종아리만 이용하면서 걷기 쉽다. 처음에는 조금 어색하더라도 보폭을 크게 해서 걷다 보면 자연스레 뻗는 다리 쪽의 엉덩이에도 힘이 들어가는 것을 느낄 수 있을 것이다.

보폭을 늘리면서 걷다 보면 팔도 자연스럽게 앞뒤로 흔들면서 걷는 것이 균형을 잡는 데 도움을 주기 때문에 안정감 있고 수월하게 걸을 수 있다. 주머니에 손을 넣거나 스마트폰을 보는 것보다는 가볍게 두 팔을 스윙하면서 걷자.

③ **발의 방향과 무게 중심** 걸을 때는 발과 발바닥도 신경 써야 한다. 발의 모양은 11자 형태이되 10도 정도 바깥을 향해서 걷는다. 발을 내딛을 때는 발바닥에서 시작해서 발의 아치 바깥쪽, 앞꿈치 순서로 무게를 이동해야 한다. 발뒤꿈치로 시작하지 않고 발의 앞꿈치 부분을 주로 이용해 걷게 되면 역시나 보폭이 좁아지고 종아리 근육만 과도하게 발달할 수 있다.

평발인 사람이나 노화에 의해 발의 아치가 낮아진 사람들은 특히 이렇게 무게 중심을 이동시키는 것이 어려울 수 있어서 평발용 깔창(발의 아치를 지지해주는 깔창)을 이용하면 좀 더 피로감을 줄이면서 걸을 수 있다.

날씨가 추워서 걸으러 나가기 힘들다면 집안에서도 걷기 운동을 응용해볼 수 있다. 제자리걸음 역시 훌륭한 유산소 운동이기 때문이다. 매트 위에서 반복적으로 제자리걸음을 하다가 한두 걸음씩 앞으로, 뒤로, 옆으로 다양한 방향으로 걷기를 반복하면 엉덩이 근육, 특히 대둔근과 중둔근을 모두 자극할 수 있다.

속도도 조절하면서 운동할 수 있다. 천천히 걷다가 가볍게 뛰는 것을 반복하면 된다. 특히 천천히 제자리걸음을 할 때는 복부에 힘을 주고 무릎을 골반 높이까지 들어 올리면 복근 운동과 유산소 운동을 함께 할 수 있어 더욱 효과적이다.

'시간이 없다', '돈이 없다', '장소가 없다'는 핑계는 접어두자. 어떠한 환경에서라도 마음만 있다면 만들어서 할 수 있는 것이 걷기 운동이다.

높은 효율을 얻고 싶다면? 인터벌 트레이닝

걷기 운동으로 혈압을 낮추거나 콜레스테롤 수치를 개선하는 등의 건강 효과를 얻고 체지방을 효과적으로 태우기 위해서는 운동의 강도도 매우 중요하다. 낮은 강도의 운동은 심폐지구력을 늘리는 데 도움이 되지만 체지방을 효과적으로 태우고 본격적인 건강 이득 효과를 보기에는 조금 부족하다. 그렇기 때문에 중등도 강도 이상의 운동을 해야 하는데, 여기에 알맞은 것이 바로 인터벌 트레이닝이다.

인터벌 트레이닝은 운동을 할 때 짧은 시간 간격으로 고강도의 운동과 저강도의 운동을 반복하는 것이다. 일반적으로 3분은 걷고 3분은 달리는 식으로 반복된다. 이런 방식은 고강도의 운동만 수행할 때보다 지구력을 높여 운동 시간을 늘릴 수 있으며 운동이 종료된 후에도 심박수가 높아 지방을 연소하는 효과를 좀 더 길게 유지할 수 있다.

혹자는 최고의 운동 효율을 위해서는 그냥 달리기만 하는 것이 더 좋지 않느냐며 의아해하기도 한다. 물론, 운동 시 소모 열량만 보면 당연히 달리기가 효과가 가장 크다. 하지만 달리기는 매우 고강도의 운동이다. 인터벌 트레이닝이 아니라 그냥 달리기만 한다면 일반인들은

15분 이상 수행하기 쉽지 않다. 또한 무릎관절이나 발목, 발바닥에도 충격이 많이 가고 속도가 빨라 부상의 위험도 크기 때문에 함부로 추천하기는 어렵다.

그뿐만이 아니다. 달리기는 고강도의 운동이다 보니 지방보다는 탄수화물(포도당)을 에너지원으로 사용하려는 경향이 크다. 이러한 빠른 연소과정에서 젖산이라고 하는 피로물질이 쌓이기 쉽다. 따라서 숙련된 사람이 아니라면 본인의 체력에 맞게 걷기 또는 인터벌 운동을 30분 이상 하는 것이 체내에서 지방연소를 효율적으로 유도하면서 안전하게 운동할 수 있는 방법이다.

땀이 나야 고강도 운동일까?

흔히 운동할 때 운동 강도를 땀으로 판단하곤 한다. 그래서 땀복을 입고 과도하게 땀을 빼면서 운동을 하는 경우도 많은데 추천하는 방법은 아니다. 물론 운동을 하면 에너지를 연소시키기 때문에 체온이 올라가게 되고 이 체온을 낮추기 위해서 땀이 배출되는 것이므로 땀이 나는 것이 운동을 어느 정도 했다는 신호일 수 있다. 하지만 땀의 양을 좌우하는 것은 운동 강도만이 아니다.

같은 운동 강도로 운동을 하더라도 사람마다 기초 체온 정도가 다르고 수분량이 다르기 때문에 땀은 다르게 날 수 있다. 또한 땀복을 입거나 더운 환경에서 운동을 해서 흘린 땀은 단순히 환경 때문에 상승한 체온을 낮추기 위한 것이므로 운동 강도와는 무관한 땀이다.

따라서 운동의 강도를 가늠할 때는 땀보다는 심박수, 또는 호흡(숨이 찬 정도)에 집중하자. 가장 정확한 운동 강도는 심박수를 통해 가늠할 수 있다. 요즘은 스마트워치를 통해 쉽게 운동 중 심박수를 모니터링 할 수 있어서 이것을 이용하는 것도 좋은 방법이다.

당신의 일상을 바꿀 근력 운동

일상생활을 하면서 알게 모르게 많이 쓰는 근육이 코어 근육이다. 코어 근육은 팔다리 근육처럼 드러나 있지는 않지만 복근이나 척추기립근과 같이 우리 몸의 중심에서 척추나 골반, 복부를 지탱해주는 속근육이다. 따라서 이런 코어 근육이 약해지면 통증이 생기기 쉽다.

특히 허리 통증이 자주 있다면 코어 근육을 단련시키는 것이 좋다. 허리뿐만 아니라 현대인들의 고질병인 거북목이나 라운드 숄더(앞으로 굽은 어깨) 등으로 목이나 어깨의 통증이 동반되는 경우에도 코어 근육을 단련시켜야 한다.

이때 추천하는 운동이 바로 요가나 필라테스다. 이런 운동은 중량을 든다거나 숨이 찬 강도의 고강도 운동은 아니나, 근골격계의 균형을 잡고 유연성을 기르며 코어 근육을 단련하는 데 좋다.

특히 근육이 발달해서 울퉁불퉁해질까 봐 걱정이라 근력 운동이 망설여지는 여성이라면 더욱더 추천한다. 근력을 발달시킬 수는 있으나 중량을 들면서 근육을 수축시키는 것이 아니라 주로 이완성 동작을 많이 하고 관절의 가동성을 늘려서 인대와 근육을 잘 늘려주는 동작들이 많기 때문에 좀 더 매끈한 보디라인을 만들 수 있다.

관절이 약하거나 관절염이 있어서 허리나 무릎이 아프다면 중력의 영향이 적은 운동이 적합하다. 주로 물속에서 하는 운동들이 좋은데, 수영이나 아쿠아로빅이 중력의 영향이 적어 관절에 무리가 덜 가면서도 고강도의 운동이라 체지방을 줄이는 데 효과적이다. 또한 허벅지 근력 운동을 반드시 병행해서 무릎관절의 부담을 줄이고 가동성을 늘리려는 노력이 필요하다.

근력 운동은 정확한 동작이 매우 중요하므로 음악을 듣거나 스마트폰, 또는 TV를 보면서 하는 것은 피해야 한다. 최대한 거울로 본인의 자세를 보면서 근육의 움직임에 집중하는 것이 좋다. 만약 유튜브 영상을 참고하며 운동해야 한다면 화면만 보고 정확하게 동작을 익힌 후 직접 해당 동작을 할 때는 몸의 움직임에 집중하자.

요즘은 다양한 운동 관련 스마트폰 애플리케이션이 많은데, 이중에서 다른 사람들과 경쟁하거나 개인 미션을 부여하고 미션 달성을 통해 동기부여를 해주는 애플리케이션도 있으니 이런 것을 이용해보는 것도 운동에 재미를 붙이고 운동 습관을 들이는 데 도움이 되겠다.

민혜연의 운동 마인드셋

진료실에서 만나는 환자들에게 가장 많이 하는 잔소리가 운동을 하라는 것이지만 대다수의 환자들은 볼멘소리를 한다.

"운동은 힘들잖아요!"
"운동은 열심히 해도 살도 잘 안 빠지고 효과가 적어요. 그냥 며칠 굶는 게 낫지……."
"운동 좀 하면 뭐해요. 며칠만 쉬어도 말짱 도루묵인데……."

꾸준한 운동을 위해서는 이런 마음부터 고쳐먹을 필요가 있다. 결국 운동도 마음먹기에 달렸다. 체력이 안 되면 약한 강도로 하면 되고 시간이 안 되면 5~10분 짬짬이 운동도 효과가 있다. 돈이 안 드는 운동 역시 쉽게 찾아볼 수 있다. 그럼에도 불구하고 실질적으로 운동을 하기 어려운 진짜 이유는 결국 마음속에서 운동을 받아들이지 못하고 있기 때문이다. 그렇다면 어떻게 해야 운동 전 마음가짐을 철저히 할 수 있을까?

◆ **명확한 목표 설정** 운동의 목표는 체중 감량이 아니다. 계속 강조해온 것처럼 운동은 기초대사량을 증가시켜 체중을 유지하고 체력을 보강하기 위한 목적이 크다. 여기서 개인에 따라 체형을 다듬기 위한 목적이 추가될

수도 있고, 혈압을 낮추기 위한 목적, 혈당관리나 콜레스테롤 관리를 위한 목적이 추가될 수도 있다. 근골격계 질환이나 통증이 있는 사람들이라면 해당 치료가 목적이 되기도 한다.

이러한 근본적인 목표를 정해서 운동을 해야 한다. 단순히 체중 감량을 목표로 두면 운동을 지속할 수 있는 동력이 금방 사라져버린다. 장기간 끌고 가서 습관으로 만들기 위한 근본적인 목표를 먼저 정립하자.

◆ **구체적인 운동 계획** 목표가 설정되었다면 본격적인 운동 계획을 수립해야 한다. 이 계획이 얼마나 구체적이어야 하는지는 개인 성향에 따라 달라진다. 일반적으로는 계획이 구체적일수록 운동을 하려는 동기를 자극할 수 있다고 보지만 어떤 성향의 사람들은 계획에서 하나만 어긋나도 전체를 포기해버리기도 한다. 그러니 너무 무리하기보다는 본인의 성향에 따라서 계획을 짜되, 기본적으로 일주일에 몇 번 운동을 할 것인지, 또는 몇 분 동안 어떤 운동을 할 것 인지를 구체적으로 포함하도록 한다. 예를 들어보자.

사례 : 계획을 세우고 해결해나가는 것을 좋아하는 성향의 A씨

대학생인 A씨는 대학 강의나 아르바이트와 같은 고정적인 스케줄이 존재하며, 저녁에는 친구들과 약속이 많아 주로 아침 등교 전 운동을 할 계획이다. 체중이 많이 나가지는 않으나 대학 생활을 하면서 술자리가 많아져 체중이 늘어나는 것 같아서 운동을 하기로 했다. 술로 인해 붙은 군살을 제거하고 가능하면 여름에 친구들과 수영장에 놀러갈 때 비키니를 입고 싶기도 하다.

계획 : 월, 수, 금, 일 - 유산소 운동 30분 / 화, 목, 토 - 근력 운동 20분

A씨의 경우 일주일에 네 번 정도 30분간 유산소 운동을 함과 동시에 일주일에 세 번은 근력 운동을 20분 정도 하는 스케줄이 적당하다. 이를테면 월요일, 수요일, 금요일, 일요일 오전에 30분간 집 앞 공원을 걷는 것으로 유산소 운동 계획을 세운다. 화요일, 목요일, 토요일에는 집에서 유튜브를 보며 홈 트레이닝으로 근력 운동 20분을 한다. 이 계획에서 어긋날 때는 그냥 포기하는 것이 아니라 저녁 시간에 20분 정도 놓친 운동을 보강하는 플랜 B까지 있다면 든든한 운동 계획이라고 할 수 있다.

이렇게 계획을 짤 때 또 하나 고려해야 하는 것이 있다. 바로 계획이 어긋났을 때 대처하는 방식이다. 하나의 계획이 어긋나도 개의치 않고 다음 계획을 이어가는 사람이 있는가 하면 어긋나버렸으니 이번 계획은 아예 포기하겠다고 다 내려놓는 사람도 있다. 이런 사람들은 너무 구체적인 계획을 짜지 말고 일주일이나 이 주일 단위로 대략적인 가이드라인만 세워놓는 것이 좋다. 그래야 오늘 계획이 어긋나도 다시 교정할 수 있는 시간이 주어진다. 운동은 장기전이라는 것을 잊지 말자.

◆ **강박 내려놓기** 또 운동을 할 때 가장 먼저 내려놓아야 하는 게 강박이다. 하루쯤 못할 수도 있다. 아프면 쉬기도 하고, 바쁘면 미루기도 하는 것이 운동이다. 다만 컨디션이 회복되었을 때 다시 이전에 세운 운동계획으로 돌아가면 된다.

운동을 하다 중단하면 근육이 다시 줄어드는 것은 맞지만 근육은 기억하고 있다. 다시 운동을 시작하면 쉽게 이전 근육량에 도달할 수 있다. 또한 운동을 하면서 근육의 움직임과 자극을 느꼈기 때문에 다시 운동하기도

수월하다. 운동은 쉰다고 도루묵이 되지 않는다는 뜻이다. 오히려 쉬지 못하고 강박에 빠져 운동을 하다 보면 스트레스 호르몬이 많이 나와 활성산소도 많이 생기고 피로물질도 쌓인다.

반면 이런 노폐물을 배출시키고 몸을 회복하는 시간은 더뎌지기 때문에 운동을 하면 할수록 몸이 더 힘들고 피곤하게 된다. 운동 본연의 목적에 맞지 않는 노동 시간이 되는 것이다. 운동을 일상화하되, 가벼운 습관처럼 인식하는 것이 좋다. 아침에 일어나서 물 한 잔 마시는 습관과 같다. 늦잠을 자서 아침에 물을 마시지 못하고 뛰쳐나왔다면 조금 찜찜하긴 해도 크게 잘못되거나 문제가 되지 않는다. 정신을 차린 뒤 물을 마셔도 늦지 않다. 운동도 이런 마음이 중요하다.

◆ **단기 목표 세우기** 꾸준히 운동을 하다 보면 정체기가 오기도 한다. 운동을 해도 크게 뭔가가 좋아지는 것 같지도 않고, 바빠서 며칠 쉬었더니 다시 운동을 할 마음이 도저히 생기지가 않는다면 짧은 기간 동안 강하게 동기부여를 할 수 있는 단기 목표를 추가하는 것도 하나의 방법이다.

일주일 동안 계획대로 운동 스케줄을 해낸 경우 주말에 맛있는 음식을 먹으러 간다든지, 몇 달 뒤 여행가서 입을 예쁜 옷을 사서 어울리는 체형을 만들어보려고 한다든지, 또는 장바구니에 담아만 두고 결제할지 말지 망설였던 쇼핑 품목 구매를 목표로 두는 것도 좋다. 의욕이 너무 생기지 않을 때에는 단기목표로 동기부여를 해서 다시 운동을 시작한 동력을 만드는 것이다. 이때에도 이 목표에만 집착하면 이것을 달성한 후 다시 운동을 포기할 수 있다. 장기 목표는 늘 마음속에 두고 계획들을 하나씩 이어나가자.

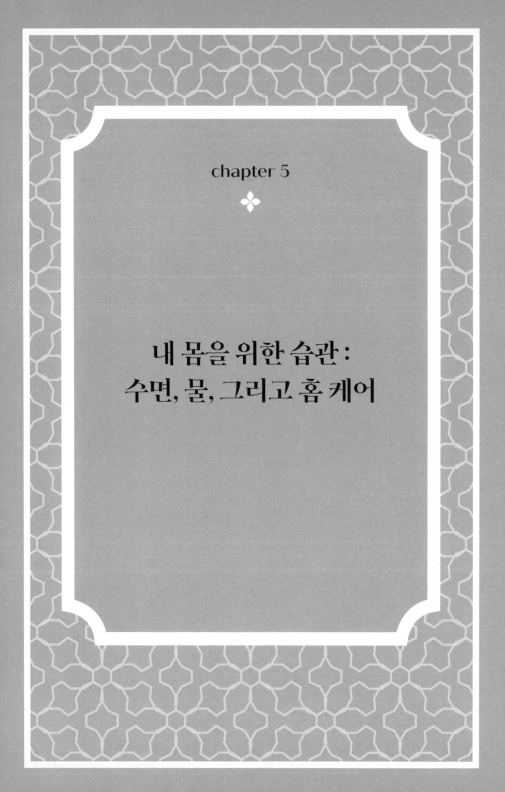

chapter 5

내 몸을 위한 습관 :
수면, 물, 그리고 홈 케어

01
생활 습관이
아름다움을 완성한다

서두에서 말한 것과 같이 아름다움은 생활 습관이 완성한다. 외적인 아름다움뿐만 아니라 내적인 아름다움까지, 신체적인 것에 국한되지 않고 정신적으로도 아름다운 나를 만드는 것은 결국 생활 습관이다.

타고난 이목구비가 아무리 아름다워도 잘못된 생활 습관으로 주름이 많고 피부톤이 칙칙하다면, 어깨가 말리고 거북목이 심해서 목이 짧고 굽어 있다면 미인이라고 칭하기는 어려울 것이다. 아직도 아름다움은 타고나는 것이라고 믿고 있다면 '후생유전학'이라고도 하는 '에피유전학(epigenetics)'이라는 용어가 있다는 것을 알아두자.

에피유전학은 유전자가 발현의 변화를 연구하는 학문이다. 같은 유전자를 타고났다고 모든 유전자가 같은 형태로 발현되지 않기 때문에 여기에 환경적인 요소가 분명 관여한다고 믿는다. 일란성 쌍둥이도 자라면서 점점 생김새가 달라진다. 키가 다르게 성장하기도 하고 동년배가 아닌 형제 또는 자매처럼 보이기도 한다. 쌍둥이지만 누구는 암에 걸리고 누구는 건강하기도 하다.

현재의 나는 '유전(genetic)'과 '에피유전학(epigenetics)'이 합쳐진 결과다. 즉, 유전적으로 타고난 것 말고도 이외의 환경과 습관이 나의 모습을 바꾸고 현재의 나를 결정한다는 것이다. 따라서 지금부터라도 건강한 생활 습관으로 몸과 마음이 모두 아름다워질 수 있도록 가꾸어야 한다.

02
잠자는 숲 속의 미녀 :
수면이 무엇보다 중요하다

바쁘고 할 일이 많은 현대인들은 수면의 중요성을 무시하는 경향이 많다. '잠은 죽어서 자면 된다!'라는 우스갯소리를 하면서 잠을 줄여서 일하고, 잠을 줄여서 취미생활을 갖고, 잠을 줄여서 운동한다. 이런 생활 패턴을 선망하고 이렇게 살아가는 사람들을 부지런한 사람이라고, 크게 될 그릇이라고 칭찬한다. 하지만 과연 그럴까?

잠은 단순한 휴식, 또는 대사가 멈춰 있는 시간이 아니다. 우리 몸은 24시간 쉬지 않고 일한다. 우리 몸의 세포가 대사를 멈추는 순간 우리는 사망한다. 그렇다고 쉴 새 없이 돌아가기만 하면 과부하가 걸리고 쉽게 소모되어 노화할 것이다. 그렇기 때문에 우리 몸은 수면시간이 꼭 필요하다.

잠을 자는 동안 대사를 적절히 조절해서 지친 장기들을 쉬게 해주고, 손상된 세포를 재생시키거나, 노화한 세포나 노폐물 또는 독소를 제거하고 새로운 건강한 세포를 생성해낸다. 하루 종일 일하느라 지친 근육은 잠을 자는 동안 쌓인 피로물질을 제거하고 손상된 근섬유를 합성한다. 운동을 아무리 열심히 한다고 해도 제대로 잠을 자지 않으면 근합성은 효율적으로 일어나지 않는다.

뇌도 마찬가지다. 하루 종일 집중해서 일을 한 뇌세포는 아직 단기 기억밖에 저장하지 못한다. 새로운 기억은 수면 시간을 통해 장기 기억 장치로 가서 저장해야 우리의 머릿속에 남는다. 또한 낮 동안 뇌세포가 열심히 대사한 대가로 베타아밀로이드와 같은 대사 찌꺼기(독성 부산물)가 남는데, 적절한 수면이 이런 독성 물질을 제거하고 뇌세포에 회복을 도울 뿐만 아니라 신경호르몬의 균형을 맞춰서 우리 몸이 잘 작동할 수 있는 신호를 보낼 수 있도록 재정비한다.

하지만 열심히 일해야 한다는 욕심에 수면을 포기하면 뇌세포의 기능은 오히려 저하된다. 인지기능을 비롯한 뇌 기능이 떨어지고, 집중력이 흐트러져 일을 제대로 해내지 못한다. 일을 오랫동안 하는 것보다 잘 해내는 것이 무엇보다 중요하다. 그러기 위해서는 뇌세포의 기능을 올려줘야 하는데, 이때 필요한 것이 바로 질 좋은 수면이다. 그렇다면 어떤 수면이 질 좋은 수면일까?

우리 몸을 깨우는 질 좋은 수면

질 좋은 수면이란 내 몸에 맞는 적당한 수면 시간, 쾌적한 환경 등이 적절히 어우러진 것을 뜻한다. 특히 최적의 수면 시간을 찾는 게 무엇보다 중요하다.

수면 시간을 지키는 것이 중요한 이유는 바로 호르몬 때문이다. '바이오리듬'이라는 말처럼 우리 몸의 호르몬은 시간대별로 분비량을 조절하기 때문에 하루 안에서도 변동이 있다. 시간별로 활동량과 대사량의 차이가 있어 여기에 맞춰 분비량도 달라져야 항상성을 유지할 수 있다. 이런 호르몬의 분비와 균형을 맞추는데 수면이 중요하다. 특히 수면을 조절하는 데에도 호르몬이 중요한 역할을 하는데, 이때 분비되는 '멜라토닌'이라고 하는 호르몬이 대표적이다.

시신경을 통해 빛이 없다는 신호를 받으면 뇌에서는 멜라토닌 호르몬을 분비해서 수면을 유도한다. 이런 신호도 중요한 역할을 하지만 우리 몸은 낮과 밤의 주기적인 신호를 일정하게 경험하면 시신경의 빛차단 없이도 일정한 시간에 수면에 들고 기상할 수 있도록 생체 시계가 활성화된다.

이해가 어렵다면 장거리 여행을 떠올려보자. 해외로 여행 갔을 때 초기에는 생체 시계 때문에 시차에 적응하지 못하고 잠을 잘 이루지 못하다가, 어느 순간 현지 시각에 맞춰 잠을 자게 된다. 이는 시신경을 통해 규칙적으로 들어오는 빛 자극에 의해 멜라토닌의 분비가 변화하고, 그것이 안정화되면서 새로운 생체 시계가 활성화됨을 뜻한다. 즉, 우리 몸이 현지 시간에 적응했다는 것이고, 우리는 이걸 '시차 적응'이라고도 부른다.

4단계로 나뉘는 수면 사이클

수면은 뇌파에 따라 여러 단계로 나눌 수 있는데, 크게 'REM수면 (이하 램수면)'과 'non-REM수면(이하 비램수면)'으로 나뉜다. 또한, '램수면'과 '비램수면'의 단계가 여러 차례 반복되면서 수면을 이어가 는데, 이것을 '수면 주기' 또는 '수면 사이클'이라고 한다.

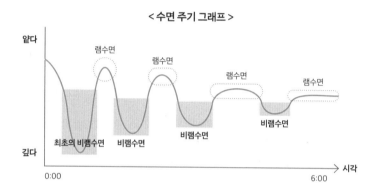

< 수면 주기 그래프 >

이러한 수면 단계는 총 5단계로 나뉘며 대략 90분 정도 주기를 가 지게 된다. 일반적인 적정 수면 시간이 7시간 정도이므로 총 5~6번 정 도의 수면 사이클이 반복된다. 램수면과 비램수면이 모두 중요한 기 능을 하는 만큼 적절한 수면 사이클을 유지해야 양질의 수면이라고 할 수 있다.

일단 램수면은 'Rapid Eye Movement'의 약자로 일반적으로 수면 을 시작하고 90분 정도 지난 후에 나타난다. 눈꺼풀은 여전히 닫혀 있 으나 안쪽의 안구가 빠르게 좌우로 움직이기 때문에 이름 지어졌다.

이 단계는 뇌파도 깨어 있을 때와 유사하고 호흡이 빠르고 불규칙해진다. 심장 박동이나 혈압도 거의 기상 시와 유사해지기 시작하는데 팔다리 근육은 일시적으로 마비된다. 주로 이 단계에서 꿈을 꾸거나 가위에 눌린다. 깨어나서도 꿈이 생생할 때가 있는데 램수면 중 기상했을 때 특히 그렇다.

비램수면은 안구의 움직임이 없는 수면 단계로 램수면을 제외한 수면 단계를 말한다. 비램수면은 좀 더 세부적으로 3단계 또는 4단계로 나눌 수 있다. 1단계는 수면이 시작하는 시점으로 상대적으로 가볍고 짧은 수면 구간이다. 신체가 쉴 준비를 하는 단계로 심장 박동, 호흡 및 안구 운동이 느려지고 근육도 이완한다.

2단계는 가벼운 수면에서 깊은 수면으로 넘어가는 시점이다. 심장 박동과 호흡이 느려지고 근육도 더 이완된다. 또한 안구 운동이 멈추고 체온도 떨어진다. 이 단계에서 깨우면 대부분 잠을 자지 않았다고 한다. 잠을 잤다는 것을 기억하지 못하기 때문이다. 어렸을 때 소파에서 잠든 부모님이 잠을 자지 않았다고 주장하는 것은 이 2단계 수면에서 깨버렸기 때문일 가능성이 크다.

3단계와 4단계에서는 본격적으로 깊은 수면이 시작된다. 심장 박동과 호흡은 수면 중에 최저 수준으로 느려지고 근육도 완전히 이완되어 있다. 아침에 부모님이 깨우는데 쉽게 일어나지 못하는 경우가 이 수면 단계에 들어와 있기 때문이다. 근육이 완전히 이완돼서 외부 자극을 줘도 잘 일어나지 못한다. 이 단계에서 억지로 기상한다면 당연히 몸이 무겁고 피곤할 수밖에 없다.

이런 깊은 서파 수면 단계에서 여러 가지 호르몬의 분비가 많아진다. 성장호르몬이 나와서 영유아의 성장 발달을 촉진하고, 성인에게는 근골격계의 회복과 생성을 도우며 프로락틴 호르몬의 분비로 면역 반응, 혈액 응고, 혈구 증식 등을 조절한다. 아플 때 잠을 잘 자야 한다는 이유가 이런 데에 있다. 또한 기억의 재처리 과정이 일어나서 일과 중에 있었던 단기 기억을 장기 저장소로 옮기고 학습의 통합 과정 역시 처리되는 시점이다. 학생들이 공부한 내용을 잘 기억하고 집중력을 높이려면 이 단계의 수면이 필수적이다.

각 수면의 단계 중 어느 하나 중요하지 않은 단계가 없다. 각각의 기능이 다르기 때문에 이 모든 단계가 골고루 형성되어야 질 좋은 수면이라고 할 수 있고, 그런 수면을 하고 나면 일어나서 몸이 가볍고 개운하다.

질 좋은 수면을 하기 위한 방법

적정 수면 시간은 대략 7~8시간 정도다. 보통 밤 10시에 잠들어서 아침 5~6시쯤 기상하는 것이 생체 시계에 맞는 최적의 수면 패턴으로 알려져 있다. 일반적으로 멜라토닌은 아침에 일어나서 햇볕을 쬐면 분비를 멈추고 그후로 15~16시간 정도 지나서 다시 분비하기 때문이다.

또한 스트레스 호르몬인 코르티솔로 인해 수면 패턴이 정해지기도 한다. 코르티솔은 교감 신경계를 활성화해서 우리 몸을 각성하는 역할을 하는데, 잠들고 난 뒤 몇 시간 후부터 나오기 시작해서 아침 기상 시간 때 특히 많이 분비되어 잠을 깨운다. 이런 리듬에 따라 적정 수면 시간과 취침에 드는 시간이 정해진다.

하지만 퇴근 시간이 늦은 현대인들이 밤 10시에 잠드는 것이 쉬운 일은 아니다. 그렇다면 적어도 12시 전에는 잠드는 것이 좋다. 자정이 지나면 빛이 차단된다고 해도 멜라토닌이 잘 합성되지 않고, 생체 시계상 각성 호르몬인 코르티솔의 분비가 증가하면서 입면과 깊은 수면이 모두 어려워지기 때문이다.

수면 패턴은 하루 이틀의 노력으로 바뀌지 않는다. 시차 적응에 꽤 오랜 시간이 걸리듯 취침 시간과 기상 시간을 교정하고 수면 위생을 개선하는 노력을 최소 몇 주 이상 지속해줘야 새로운 수면 패턴에 적응하고 여기에 맞춰 질 좋은 수면을 취할 수 있게 된다.

① **취침 시간과 기상 시간을 조절하라** 가장 먼저 결정해야 하는 것은 취침 시간과 기상 시간이다. 권장하는 시간은 밤 10시에서 아침 6시 정도라고 했지만, 사실 개인에 따라 최적의 수면 시간이 다르고 직장이나 하루 일과에 따라 가능한 취침 시간과 기상 시간도 달라질 것이다. 때문에 본인의 라이프 스타일에 맞는 적절한 취침 시간과 기상 시간을 정하는 것이 중요하다.

앞서 설명했던 수면 다이어리를 이용하면 이 목표를 정하기 쉽다. 먼저 가장 몸이 가벼운 수면 시간을 정해보자. 일반적으로 6~8시간 정도 수면을 취해야 한다고 많이 알려져 있다. 이에 맞춰서 내가 일어나야 하는 기상 시간을 먼저 정하고 최적의 수면 시간을 고려하면 취침 시간도 정할 수 있다.

이 취침 시간과 기상 시간은 식단을 구성할 때도 도움이 될 것이다. 기상 2시간 후에 아침 식사를, 취침 4시간 전에는 저녁 식사를 하고, 그 사이 적절한 시간에 점심 식사를 배치하면 호르몬을 고려한 훌륭한 일과표가 완성된다. 이 일과표는 우리 몸의 호르몬 균형을 맞춰서 식욕을 줄여주고 지방 대사를 포함한 에너지 대사를 활성화며, 질 좋은 수면을 유도해서 뇌를 비롯한 신체 여러 장기의 회복도 도와줄 것이다.

②**생활 습관을 점검하라** 적절한 수면 환경이 조성되었는데도 잠이 잘 오지 않는다면 낮의 생활 습관을 점검할 차례다. 카페인은 각성 상태를 유도해서 수면을 방해하므로 늦은 시간에 카페인이 포함된 음식을 섭취하지 않는 것이 좋다. 너무 늦은 시간에 운동하는 것 역시 수면에 좋지 않고 30분 이상의 낮잠도 수면 리듬을 깨뜨리므로 피하도록 하자. 가끔 잠이 오지 않는다고 술을 마시는 경우가 있는데, 알코올은 입면을 도와줄 수는 있으나 수면 단계를 깨뜨려서 질 좋은 수면을 취할 수 없다. 오히려 수면 후에도 피로감이 크고 몸의 회복이 되지 않아 이후 수면에까지 악영향을 미치므로 반드시 피해야 한다.

③**햇볕을 쬐는 시간을 늘려라** 잠이 잘 안 오면 낮에 햇볕을 쬐는 시간을 늘리는 것도 도움이 된다. 우리를 깊은 잠으로 유도하는 멜라토닌

은 세로토닌과 밀접하게 연관이 있는데, 세로토닌이 낮 동안 충분하게 분비되어야 이후 저녁 시간에 멜라토닌도 활발히 분비될 수 있기 때문이다. 이 세로토닌이 빛이 많을 때 더 활발하게 분비되기 때문에 낮에 충분한 양의 햇볕을 쬐는 것이 수면에도 도움이 된다.

④ **스트레스를 받지 않도록 노력하라** 과도한 스트레스를 받으면 스트레스 호르몬인 코르티솔의 분비가 늘어 각성 상태가 되므로 쉽게 잠들 수 없게 된다. 스트레스를 받지 않는 것이 최선이겠지만, 현실적으로 어려운 일이므로 취미 생활을 하거나 명상, 복식 호흡을 해보는 건 어떨까? 허브차를 마시거나 따뜻한 목욕 등을 통해서 안정을 되찾고 부교감신경을 항진시켜 자율신경계의 균형을 찾는 것도 좋다.

⑤ **잠자리에 대한 인식 교정을 시작하라** 수면을 위한 중요한 생활 습관 중 하나가 바로 잠자리에 대한 인식 교정이다. 일단 잠이 올 때만 잠자리에 눕는 것이 중요하다. 계속해서 잠을 설치게 되면 잠자리에 들 때마다 '오늘도 잠을 제대로 못 자면 내일 중요한 일정을 망칠 텐데…….'라고 걱정하게 된다. 이러한 수면에 대한 강박감은 오히려 스트레스로 작용해 코르티솔의 분비를 촉진한다. 이러면 누워 있어도 잠은 오지 않고 오히려 이후로 잠자리에 누워도 이런 기억이 자극 요인이 돼서 더욱더 잠들기 어려워질 수 있다. 따라서 잠이 오지 않는다면 차라리 과감하게 일어나서 스트레스 요인을 제거한 뒤 잠들 수 있을 때 잠자리에

드는 것이 좋다.

비슷한 이유로 잠자리는 수면 이외의 목적으로 사용해서는 안 된다. 많은 사람이 잠들기 전 잠자리에서 스마트폰이나 태블릿 PC, 노트북을 사용한다. 일과 중 마치지 못한 업무 관련된 일을 침대에서까지 진행하면, 우리 뇌는 침대에 누워서도 무언가 다른 일을 해야 한다는 생각이 자연스럽게 자리 잡아서 각성 호르몬을 분비한다. 게다가 전자기기의 블루라이트는 망막 깊숙하게 자극해서 수면 장애를 일으키는 원인이기 때문에 잠자리에서 되도록 멀리 떨어뜨려 놓는 것이 좋다.

⑥ **주말에도 평일과 동일한 수면 사이클을 유지하라** 운동은 한 번에 몰아서 해도 되지만 수면은 그렇지 않다. 수면은 일정한 생체 리듬에 따라 결정되기 때문에 수면 시간이나 기상 시간이 불규칙하면 생체 리듬이 흐트러져서 오히려 잠을 깊이 자기 어렵다. 수면 역시 일종의 습관이므로 휴일에도 평일과 같이 일정한 시간에 일어나는 것이 좋다. 많은 직장인이 평일에는 수면시간을 줄이고 주말에 몰아서 자는데 매우 나쁜 생활 습관이다. 가능하면 휴일에도 늘 같은 시간에 일어나는 것이 좋고 수면 시간을 늘려도 1~2시간 이상은 늘리지 않는 것이 좋다.

⑦ **취침 전 가벼운 스트레칭으로 몸을 이완시켜라** 수면의 기능을 최상으로 높이기 위해서는 잠들기 전 가벼운 스트레칭이나 요가 동작을 하고 마무리로 명상을 하는 것을 추천한다. 하루의 복잡했던 일과와 스트레

스를 정리하고 부교감 신경계를 활성화해주는 것이 전신 이완에 도움이 되기 때문에 꿀잠을 부를 수 있는 좋은 습관이다. 하지만 너무 강도가 높거나 어려운 운동을 하게 되면 오히려 심박수를 올리고 교감 신경계를 항진시키니 주의하도록 한다.

주로 눕거나 앉아서 사는 이완성 동작들을 천천히 시행해서 근육의 이완을 돕는 것이 좋다. 복식 호흡 또한 좋은 습관이다. 침대에 누워 복식 호흡을 길고 천천히 5~10회 정도 반복하면 심박수를 낮추고 전신의 이완을 유도한다. 이때, 카모마일과 같은 따뜻한 허브차를 곁들이는 것도 좋다.

⑧ **저녁에 샤워하라** 따뜻한 물로 샤워하거나 반신욕, 족욕을 하는 것도 숙면을 유도하는 좋은 습관이다. 특히 하루 중 샤워를 하기 가장 좋은 시간대는 저녁 시간대다. 일과 중에 생긴 노폐물과 땀, 피지 등을 씻어내고 피부 재생이 되는 수면 시간에 깨끗한 피부로 피부 자극이나 트러블을 줄일 수 있기 때문이다.

간혹 자고 나면 머리카락이 기름진 것 같다며 오전에 샤워하는 경우도 있는데, 이럴 경우 두피와 피부에 노폐물이 잔뜩 묻은 채로 잠들게 되기 때문에 두피와 피부가 적절하게 재생되지 못하고 피부 트러블을 유발할 수도 있다. 운동을 한다거나 지나치게 땀이 많이 나는 경우가 아니라면 전신을 이완시키고 수면 전에 노폐물을 깨끗이 씻어낼 수 있도록 저녁시간에 샤워하는 것이 좋다.

수면과 다이어트

이렇게 중요한 수면은 잘만 이용하면 다이어트에도 도움이 될 수 있다. 관련 연구를 살펴보면 비만한 사람들은 대체로 수면 시간이 과도하게 짧거나 긴 경향을 보인다. 특히 하루 수면 시간이 5~6시간으로 짧으면 비만은 물론이고 고혈압, 당뇨, 고지혈증과 같은 각종 대사증후군 유병률까지 증가한다.

실제 해외의 한 연구에서 10시간 자던 여성들을 5시간으로 수면 시간을 줄이자 불과 2일 만에 4% 체중이 증가하는 결과를 보이기도 했다. 피시험자들은 5시간으로 수면이 줄자 식욕에 관여하는 호르몬의 혈중 농도에 변화가 생겼는데, 특히 식욕을 촉진하는 그렐린 호르몬은 15% 증가한 반면 포만감을 느끼는 렙틴 호르몬은 감소하는 경향을 보였다고 한다.

일반적으로 렙틴과 그렐린의 호르몬 비율이 깨지면 과식과 폭식을 유발한다. 즉 수면이 부족하면 식욕 억제가 어려워서 평소보다 많은 양을 먹게 되고 이것이 체중 증가로 이어진다는 것이다. 반면에 적절한 수면은 식욕을 관장하는 호르몬은 물론이고 체지방을 연소시키고 근육을 만들어주는 성장호르몬의 분비도 촉진할 수 있다. 따라서 체중 조절을 위해서는 충분한 수면은 필수다.

여기서 그치지 않고 수면 다이어트 효과를 높이려면 수면과 관련된 몇 가지 팁에 주목하자. 일단 단백질을 충분히 섭취해주는 것이 중요하다. 자는 동안 몸속의 세포 재생이 이뤄지는데, 이때 단백질이 꼭 필요하다. 따라서 단백질을 충분하게 공급해줘야 근섬유의 합성이 원활하고 효소와 호르몬의 합성도 잘 이뤄져서 체지방도 효과적으로 태울 수 있다.

두 번째로는 옷을 많이 입고 자는 것보다는 차라리 누드 수면이 낫다는 것이다. 꼭 옷을 다 벗고 자라는 것은 아니지만 조이는 잠옷은 우리 몸에 스트레스를 주고 림프 및 혈액순환을 방해해서 부종을 촉진할 수 있다. 특히 여성이라면 브래지어 같은 속옷은 벗고 자는 것이 좋고, 조이는 고무줄이 있는 잠옷도 피하자.

마지막으로는 약간 서늘한 온도로 자는 것을 추천한다. 너무 낮은 온도는 면역력을 떨어뜨릴 수 있으므로 18~19도 정도의 약간 서늘한 온도가 좋다. 우리 몸은 체온을 항상 일정하게 유지하려고 하기 때문에 외부 환경이 서늘하다면 체온을 유지하기 위해서 조금 더 많은 에너지를 사용한다. 따라서 자는 동안 저절로 연소하는 지방도 더 많아질 수 있다.

03
생활 습관의 기본,
물

우리 몸의 70%는 물로 구성되어 있다. 단일 구성 성분으로 가장 높은 비율이다. 이 물을 어떻게 조절하느냐에 따라 우리 몸의 대사활성도가 결정되고 장기의 기능에도 영향을 미친다. 우리 몸에서 수분 대사가 중요한 이유다.

수분이 충분하면 에너지 대사가 원활하게 이뤄지므로 일상에 활력이 생기고, 지방 대사 역시 촉진된다. 같은 운동을 한다고 해도 수분이 충분할 때 체지방이 더 잘 연소하고 근육의 피로물질은 더 잘 제거되어서 운동 후 피로감도 적다.

체내의 수분 분포를 결정하는 요인으로는 단순히 수분의 양뿐만 아니라 삼투압도 중요한 역할을 한다. 삼투압은 농도가 낮은 곳에서 높은 곳으로 수분이 이동하는 현상이다. 수분의 분포를 결정하고 결론적으로 양쪽의 농도를 같게 맞춰준다.

삼투압 역시 결과적으로는 우리 몸의 항상성을 유지하기 위해 존재한다. 우리 몸에서 삼투압을 결정하는 요소는 다양한데, 나트륨과 알부민이 특히 중요한 역할을 한다. 우리가 지나치게 많은 염분 섭취를 지양하는 이유이기도 하다.

혈액 중에 나트륨 농도가 높아지면 삼투압에 의해 조직 내 수분이 혈관 속으로 이동한다. 그 과정에서 혈액의 양(혈장량)이 많아지게 되고, 혈관에 많은 압력이 가해지며 혈압이 상승한다. 혈관 벽은 높아진 혈압 때문에 점점 더 두꺼워지고 딱딱해진다. 결과적으로 혈관은 탄력을 잃고 좁아지며 심혈관질환이 생긴다. 이렇게 되면 혈액의 양은 충분하나 세포 속의 수분이 부족해지므로 세포는 수분을 보충해달라는 신호를 뇌에 보낸다. 짜게 먹고 나서 목마름이 심해지는 이유다. 구갈을 유발해서 물의 섭취를 늘리도록 유도하는 것이다.

혈중 나트륨의 농도를 낮추려는 시도는 신장에서도 일어난다. 신장은 혈액을 걸러 노폐물을 소변으로 만들어 내보내는 기능을 하여 우리 몸의 전해질 균형을 맞추는 데 중요한 장기다. 혈중 나트륨 농도가 높아지면 소변으로 내보내야 할 물을 다시 체내로 되돌리라는 항이뇨호르몬이 나온다. 그래서 신장에서는 물을 최대한 재흡수해서 소변량이 줄고 혈장량은 더욱 증가한다. 이런 현상은 결국 심장에도 부담이 된다.

특히 신장에서 분비되는 호르몬들은 혈압을 조절하는 데도 중요한 역할을 하기 때문에 이런 현상이 만성적으로 지속되면 고혈압이 생길 수밖에 없다. 역으로 고혈압 환자가 혈압을 조절하기 위해 저염식을 먹는 것도 같은 원리다.

또 하나, 세포에서 빠져나간 체액은 혈관으로만 가는 것이 아니라 간질액을 채운다. 간질액은 세포막으로 둘러싸인 세포와 세포 사이 공간을 채우는 체액으로, 이곳에 수분이 저류되면 부종이 발생한다. 즉 나트륨의 섭취는 세포를 탈수 상태로 만들면서 부종을 유발하고 혈관에 굉장한 스트레스를 줘서 혈관질환을 유발할 수 있다. 따라서 우리는 충분한 수분을 보충하면서도 삼투압을 잘 유지할 수 있게 적절한 무기질을 함께 섭취해야 한다.

우리 몸을 해치는 만성 탈수

만성 탈수는 일반적으로 몸속 수분이 정상 대비 2% 이상 부족한 상태가 3개월 이상 지속된 것을 이른다. 일반적으로 더운 여름에 땀을 많이 흘리다가 쓰러지는 급성 탈수와는 다르게 수분이 서서히 조금씩 부족해지다 보니 몸이 그에 맞춰 적응하게 돼서 뚜렷하거나 급격한 증상이 없다. 심지어는 만성 탈수가 지속되면 목마름 증상조차 없기 때문에 본인이 수분 부족 상태라는 것을 알아차리기도 힘들다.

그러나 만성 탈수가 증상이 아예 없는 것은 아니다. 평소 물을 많이 마시지 않는 사람이 원인을 알 수 없는 만성 피로나 불면증, 변비와 소화불량, 복부 비만과 같은 증상 등을 겪고 있다면 이는 만성 탈수 때문일 수도 있다.

또한 만성 탈수는 신장 결석을 유발할 수 있다. 체내 수분이 적으면 우리의 신장은 소변으로 수분이 빠져나가지 못하도록 소변을 농축시킨다. 그 결과 소변 속에 있는 칼슘·요산 등의 농도가 높아져서 결석이 잘 발병한다. 같은 원리로 소변 속 발암 물질의 농도가 높아져서 방광암의 위험도가 높아진다는 연구 결과도 있다.

소변뿐만 아니라 대변에도 영향을 미친다. 대장은 주로 수분을 재흡수하는 역할을 하는데, 체내 수분이 부족하면 대변에서 과도한 수분을 재흡수하게 되고 대변이 딱딱해져서 변비가 생기기 쉽다. 또한 대변이 대장에 머무는 시간이 길어지면서 대장 건강에도 악영향을 미치게 된다.

이뿐만이 아니라 비만·당뇨병도 위험하다. 미국의 한 연구에 따르면 물을 하루 평균 1.53l 마시는 사람은 그렇지 않은 사람보다 하루 194$kcal$를 적게 섭취했다고 한다. 물을 섭취하면 포만감이 증가하고, 음식 섭취량이 줄어들어 비만 예방에 도움이 된다는 의미다. 반대로 물의 섭취가 줄어들면 목마름을 배고픔으로 인지해서 음식 섭취량이 늘기도 하고, 수분 섭취가 부족하면 혈중 포도당 농도가 증가해 고혈당증 위험도 커지게 된다.

또 하나 탈수에 관련한 재미있는 연구가 있다. 수면 부족이 탈수로 이어질 수 있다는 연구다. 미국의 한 대학에서 시행한 연구인데 수면시간과 탈수의 상관관계를 조사한 결과, 6시간 자는 성인은 8시간 자는 성인보다 체내 수분이 부족할 확률이 더 높았고, 실제로 이에 따라 소변이 많이 농축되는 것으로 나타났다. 잠을 자는 동안 뇌에서 여러 호르몬이 분비되고 서로 균형을 맞춘다고 했는데, 수면시간이 짧으면 몸의 수분 함량을 조절하는 '바소프레신'이라는 호르몬의 분비에 영향을 미치기 때문일 수 있다.

이처럼 탈수는 인지, 기분, 신체 활동 같은 신체 시스템의 기능에 상당 부분 악영향을 미친다. 따라서 물을 충분히 섭취해서 체내에 수분량을 보충해주는 것은 그만큼 중요하다. 그렇기 때문에 수분을 보충하기 전에 내 몸의 수분량이 부족하지는 않은지 점검이 먼저 필요하다.

일반적으로 체내 수분이 부족하면 자연스럽게 갈증을 느낀다. 우리 몸의 항상성은 체액량에도 적용된다. 체액량도 늘 일정한 상태로 유지하려는 경향이 있기 때문에 수분이 부족하면 뇌로 신호를 보내서 갈증을 느끼도록 한다. 하지만 만성 탈수의 경우에는 이러한 신호에도 불구하고 적정량 수분이 보충되지 않는 일이 반복되다 보니 오히려 목마름을 잘 느끼지 못하기도 한다.

평소에 갈증을 잘 느끼지 못한다면 소변 색이 진해졌는지, 입이 자꾸 마르는지 확인해보는 것이 좋다. 또한, 피부를 꼬집었을 때 피부가 빨리 제자리에 돌아오지 못하고 긴장도가 떨어져 있으면 피부 속 수분이 부족한 상태라고 볼 수 있다. 마른 여성이나 노인은 체내 수분량이 줄면 혈액량도 감소하기 때문에 갑자기 일어섰을 때 어지럼증을 느끼는 기립성저혈압이 생길 수도 있다.

똑똑하게 물 마시기

위와 같은 증상들로 만성 탈수가 의심된다면 이제부터라도 똑똑하게 물 마시는 방법에 대해서 관심을 두는 것이 좋겠다. 세계보건기구에서는 성인 기준으로 1.5~2ℓ 정도의 수분 섭취량을 권고하는데, 그에 비해 한국인들은 하루 3~5잔 정도로 적은 양의 물을 마시는 것이 사실이다.

많은 사람이 이런 이야기를 하면 '나는 물은 많이 마시지 않지만, 그래도 커피를 많이 마시니깐 수분은 부족하지 않아' 또는 '음료나 술도 수분인데 그걸로 보충하지, 뭐!'라고 주장한다. 하지만 과연 그럴까?

우리가 많이 마시는 음료들을 생각해보자. 주스나 탄산음료와 같이 달콤한 음료들은 생각보다 많은 양의 당이 함유되어 있다. 우리의 위는 이것은 수분을 보충하기 위한 물이 아니라 에너지를 내기 위한 음식으로 인식한다. 또한 당을 몸에 흡수시키거나 분해하는 데도 물이 필요하기 때문에 이런 음료들은 수분을 전혀 채워줄 수 없다.

카페인이 들어간 커피나 차 종류도 마찬가지다. 카페인은 마신 양의 1.5~2배 정도의 수분을 배출시키는 이뇨 작용이 있기 때문에 마시면 마실수록 우리 몸의 수분은 더 빠져나간다. 술은 말할 것도 없다. 술 자체가 이뇨 작용을 촉진 시키는 것은 물론이고, 알코올을 해독하는 과정에서도 매우 많은 수분을 끌어다 사용해야 한다. 술을 마신 다음 날 목이 말라서 깨는 현상도 이런 일련의 과정들로 체내 수분이 매우 부족해졌기 때문이다.

수분을 보충하기 위해 가장 적합한 물은 미지근한 온도의 무기질이 함유된 생수다. 수분은 우리 몸에 전해질의 균형과도 밀접한 연관이 있기 때문에 적당량의 무기질(미네랄)이 포함된 물이 도움이 된다. 미지근한 온도는 소화 기관의 온도와 비슷해서 연동 운동을 저하하거나 자극하지 않고 장점막에 효과적으로 흡수될 수 있다.

반면 차가운 물은 장을 자극해서 연동 운동을 촉진하고 항진된 연동 운동으로 인해 흡수될 새도 없이 빠져나간다. 이 때문에 장이 나쁜 사람들은 차가운 음료를 마시고 설사를 하는 경우도 있다. 또한 차가워진 온도를 다시 올리기 위해 에너지가 추가로 소모되므로 효율적인 흡수가 어렵다. 뜨거운 물은 식도에 자극을 줄 수 있어 역시 추천하지 않는다.

신기하게도 물은 온도에 따라 그 맛이 다르게 인식된다. 음식이 차가울 때와 따뜻할 때 단맛이나 짠맛이 다르게 느껴지는 것과 같은 이치다. 우리 몸은 일반적으로 체온보다 24도 낮은 온도, 즉 10~15도의 차가운 물을 가장 맛있게 느낀다고 한다. 하지만 앞서 말한 것처럼 이런 차가운 물은 입에는 달지만 몸에는 쓰게 작용하니 조금 덜 맛있게 느껴지더라도 미지근한 물을 선택하는 것이 좋다. 특히 기상 후 물을 마실 때는 장도 쉬고 있기 때문에 미지근한 물이 자극을 줄이면서 장을 부드럽게 깨울 수 있다.

하지만 이 온도의 물이 간혹 비릿하다고 느껴져서 먹기 힘들다고 하는 경우도 있다. 이럴 때는 곡물차를 이용하면 좋다. 보리차나 메밀차, 현미차 등은 이뇨 성분이 없고 무기질도 함유하고 있으면서 고소한 향을 더해주기 때문에 수월하게 마실 수 있어 수분 보충을 하기에도 적절하다.

하지만 모든 차가 수분 보충에 도움이 되는 것은 아니다. 앞서 언급한 카페인이나 타닌 성분이 함유된 차(녹차나 홍차 등)는 이뇨 작용을 촉진해서 추천하지 않는다. 또한 옥수수수염차나 팥물, 호박즙이나 호박차 등 부기를 빼주는 것으로 유명한 차들 역시 이뇨 작용을 도와서 수분을 제거하는 차들이므로 평소 물을 대신해서 수분 보충용으로 마시기에는 적절하지 않다.

또 하나 추천하는 방법은 물에 레몬즙을 살짝 뿌리거나 얇게 슬라이스한 레몬을 1~2조각 정도 띄워서 먹는 방법이다. 레몬은 비타민C가 풍부하고 항산화물질이 풍부해서 피부 건강은 물론이고 활성산소를 제거해서 해독작용으로도 유명하다. 또한 레몬의 신맛은 식욕을 억제해주는 효과도 있다. 다만 이 신맛은 위를 자극할 수도 있으므로 위염이 있거나 위가 약한 사람들에게는 많이 마시면 속 쓰림이 있을 수 있다. 불편감이 있다면 레몬 대신 오이나 샐러리도 좋다. 기호에 잘 맞는 채소를 조금 넣어서 마시면 무기질 성분이 수분 보충을 돕는다. 특히 오이나 샐러리는 칼륨도 풍부해서 나트륨 배출을 도와줄 수 있다.

운동 효과를 더 높여주는 물 마시기

평소에도 늘 습관처럼 물을 마시는 것이 좋지만 특히 수분 보충에 신경 써야 하는 타이밍이 있다. 바로 운동을 할 때다. 운동 전이나 운동 중에는 물을 마시지 않고 운동을 끝마친 후에 벌컥벌컥 물을 들이키는 경우가 많은데 잘못된 습관이다. 운동을 하고 나서 수분 보충을 하는 것도 중요하지만 운동의 효율성을 높이기 위해서는 운동 전부터 충분한 수분을 보충해주는 것이 좋다.

체내 수분량이 충분해야 뇌와 근육 간의 신호 전달이 원활해진다. 따라서 운동 능력을 늘리고 근지구력도 늘릴 수 있다. 운동을 30분 이상 길게 하는 경우 땀과 호흡을 통해 수분이 많이 배출되므로 탈수 방지를 위해서 중간중간 수분을 보충해주는 것이 좋다. 다만 이때는 목을 축이는 정도로만 소량씩 마시자. 운동할 때는 혈액이 위장관보다 근육으로 많이 몰리기 때문에 운동 중에 물을 많이 마시면 위산 역류나 복부 불편감이 발생할 수 있다.

운동이 끝난 후에 갈증을 느낀다면 아직 수분 보충이 충분하지 않다는 뜻이므로 충분히 물을 마셔서 빠져나간 수분을 채워줘야 한다. 만약 운동의 효율성을 올리기 위해 운동 전에 카페인 보충제를 먹었다면 두 배 이상 물을 마셔서 충분하게 보충해주자.

운동 후에 이온음료나 스포츠 음료를 마시는 사람도 있다. 이런 음료에는 각종 전해질이 풍부하게 들어 있어 빠르게 몸속에 수분을 흡수시킬 수 있다. 다만 음료에 따라 당 함량이 높은 경우도 있으므로 영양 성분을 확인해보는 것이 좋겠다. 격한 고강도의 운동 후에는 전해질과 소량의 당이 포함된 스포츠음료가 좋고, 일반적으로 운동량이 많지 않다면 생수만으로도 충분히 빠져나간 수분을 보충할 수 있다.

물을 마실 때 가장 좋은 최적의 타이밍

물은 항상 습관처럼 자주 마시는 것이 좋지만 적절한 타이밍도 존재한다. 그 첫 번째 타이밍은 바로 아침 기상 시간이다. 수면 중에는 호흡과 땀으로 약 $500ml$ 이상의 수분 손실이 일어난다. 특히 수면 중에 구강 호흡을 하는 사람은 일어났을 때 구강 내 점막이 말라 있는 경우가 많다. 이런 경우에는 구강 내에 유해균이 많으므로 가볍게 가글이나 양치를 먼저 한 후 미지근한 물을 한 잔 마시자. 아직 각성이 되지 않은 몸, 특히 위장관에서는 이것을 신호로 잠에서 깨어나 본격적으로 활동할 준비를 마칠 수 있다.

두 번째 기억해야 할 타이밍은 식사 30분 전이다. 우리의 뇌는 목마름과 배고픔을 착각하기 쉬워서 목이 마른 상태를 가짜 배고픔으로 인지하기도 한다. 이때 식사 30분 전에 물 한 잔을 일찍 마시면 가짜 배고픔을 극복할 수 있고, 실제 물리적으로도 포만감을 미리 느끼기 때문에 이후 식사를 급하게 하지 않고 먹는 양도 줄일 수 있다. 또한 물을 미리 마시면 위장관에서도 음식이 들어올 준비를 하므로 소화 불량 예방에도 좋다.

식사 중에 물을 마시는 것이 건강에 도움이 되는지는 논란이 많다. 우리나라의 식사 패턴은 주로 국이나 찌개와 같은 국물 요리가 많은 편이라 굳이 식사 중에 물을 많이 마실 필요는 없다. 또한 일반적으로 소화 기능이 좋은 사람들은 식사 중 물을 마신다고 소화 능력에 큰 차이가 없기 때문에 크게 신경 쓸 필요는 없다. 하지만 소화 기능이 많이 떨어져 있는 노년층이나 위장관 장애가 있는 사람들은 식사 중 물을 많이 마시면 소화 효소의 농도가 희석되어서 이후 더부룩함이나 소화 불량을 느낄 수도 있으니 이런 분들은 식사 중 수분 보충에 주의하는 것이 좋겠다.

물과 부종의 상관관계

간혹 잘 붓는 체질이라면서 물의 섭취를 극단적으로 제한하는 사람들도 있다. 하지만 부종은 뒤에서도 자세히 다루겠지만 수분이 많아서 생긴다기보다는 오히려 수분이 부족했을 때 생기기 쉽다. 수분이 문제가 아니라 나트륨이 문제인 경우가 더 많고, 삼투압으로 인해 수분의 적절한 분포가 이뤄지지 못한 것이다.

부종이 발생한 조직은 세포 내에서 세포 밖으로 수분이 이동한 상태로, 세포와 세포 사이 간질액에는 수분이 과도하게 차 있는데 반해 세포내액은 오히려 수분이 부족한 상태이므로 무조건 수분을 제한하는 것보다는 나트륨을 배출하고 적절하게 수분을 보충해서 세포 내로 수분이 들어갈 수 있도록 하는 것이 더 중요하다.

간혹 만성 탈수 상태에 있는 사람들이 물 섭취량을 늘리고 부종이 생겼다고 호소하는 경우가 있다. 이는 수분이 갑자기 들어오면서 기존의 체액량에 변화가 생기다 보니 새로운 수분 균형을 찾아가는 과정에서 오는 일시적인 현상이다. 지속적으로 음수량을 늘리면 우리 몸은 수분 균형을 찾아서 부종 없이 세포 속으로 수분을 탱탱하게 채울 것이니 걱정할 필요는 없다.

따라서 많이 붓는 사람들은 오히려 수분 섭취를 충분히 해주고 나트륨 섭취가 너무 많은 건 아닌지, 칼륨의 섭취가 부족하지는 않은지 본인의 식습관을 점검해보도록 하자.

수분 저장 창고, 근육

이렇게 열심히 수분을 보충해주는데도 내 피부는 계속 푸석거리고 피로감은 개선되지 않으며, 체성분 검사에서도 수분이 부족하다고 나온다면 조금 더 근본적인 해결책이 필요하다. 바로 근육량이다.

< 인체 조직의 수분 구성 >

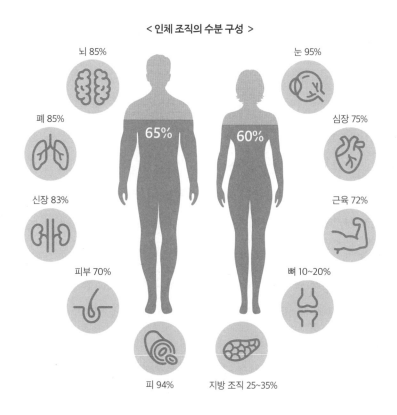

뇌 85%
눈 95%
폐 85%
심장 75%
신장 83%
근육 72%
피부 70%
뼈 10~20%
피 94%
지방 조직 25~35%
65%
60%

수분은 우리 신체조직에 따라 분포하는 비율이 다르다. 일반적으로 뼈의 약 10%, 지방 조직의 25~35% 정도, 근육 조직은 무려 72% 이상이 수분이다. 따라서 체내 지방량이 많고 근육량이 적다면 체내 수분은 감소한다. 수분을 아무리 보충해주어도 수분을 저장할 창고가 부족하니 흡수되어도 제대로 이용되지 못하고 빠져나가는 것이다. 그래서 지방 조직이 상대적으로 많고 근육량이 적은 여성이나 노인, 비만한 사람들이 일반적으로 체내 수분 비율이 낮다.

이것을 개선하기 위해서는 근육량을 늘리려는 적극적인 노력이 필요하다. 근육량을 늘리기 위해서는 유산소 운동보다는 근력 운동을 추천한다. 특히 근력 운동을 하면서 근섬유에 미세한 손상이 있어야 이것을 회복하고 재생하는 과정에서 근육량이 증가하므로 근력 운동은 편안한 강도보다는 좀 더 힘들게, 중등도에서 고강도 정도로 운동하는 것이 좋다.

근력 운동은 속도를 내서 빠르게 하기보다는 해당하는 근육의 자극을 느끼며 천천히 진행하는 것이 부상의 위험을 줄이고 근육을 효과적으로 자극할 수 있다. 일반 유산소 운동에 비해 관절이나 근육의 부상을 당하기 쉬우므로 초보자는 운동 시간이나 강도를 늘리기보다는 정확한 동작으로 타깃이 되는 근육에 자극을 느끼는 것을 목표로 잡는 것이 좋다. 동작이 어렵거나 운동 중 관절 불편감을 느낀다면 무리하지 말고 전문 트레이너의 지도하에 안전하게 수행하자.

운동 후에는 충분한 양의 단백질, 특히 필수 아미노산이 모두 함유된 질 좋은 단백질을 보충해주어야 손상된 근세포가 회복되면서 근육량을 늘릴 수 있다. 근력 운동과 단백질은 짝꿍이라고 생각하고 잘 보충해주어야 한다.

만약 근육량이 많이 부족한 사람이라면 효과적으로 근육량을 늘리기 위해 다른 근육보다 하체 근육을 먼저 단련할 것을 추천한다. 엉덩이와 허벅지 근육은 우리 몸에서 가장 큰 근육으로, 근육량을 빠르게 늘리기에 적합하고, 커다란 수분 저장고일 뿐 아니라 혈중 포도당도 효과적으로 저장하고 연소시키는 포도당 공장이기도 하다. 나이가 들수록 허벅지 근육이 많아야 당뇨의 위험성도 낮추고 더 건강하게 노년을 보낼 수 있다.

04
탄력 있고 매끄러운 피부의 비법, 셀프 홈 케어

위에서 강조한 것처럼 잠만 잘 자고 물만 제대로 마셔도 우리는 노화로부터 상당히 멀어질 수 있다. 하지만 좀 더 탄력 있는 몸매, 좀 더 맑고 매끄러운 피부를 원한다면 이번 챕터에 그 비결이 있다.

탄력 있는 몸매를 위해서는 부종 먼저 잡자

탄력 있는 몸매를 위해서 가장 먼저 잡아야 하는 것은 부종이다. 부종은 조직 내에 림프액이나 조직의 삼출물 등의 액체가 고여 과잉 존재하는 상태로, 특히 세포 내 간질액에 과도하게 고여 있는 경우가 많다. 즉 체액이 있어야 할 곳을 벗어나 다른 조직에 몰려 있는 상태이기 때문에 몸이 부어 보이고 푸석푸석하게 느껴진다.

체액이 필요 없는 곳에 과잉으로 고여 있다 보니 정작 필요한 림프액이나 혈액과 같은 체액 순환은 제대로 이뤄지지 못한다. 영양소를 제때 공급받지 못하고 노폐물 역시 제대로 제거되지 못하는 조직은 그 기능이 떨어지고 염증이 생기기 쉽다. 그래서 잘 붓는 체질인 사람은 쉽게 피곤하고 몸에 염증이 잘 생긴다.

특히 피하 지방에 생긴 염증은 진피층까지 침범해서 울퉁불퉁한 셀룰라이트도 잘 생성된다. 셀룰라이트는 보기에만 안 좋은 것이 아니라 순환이 잘되지 않기 때문에 해당 부위에 지방이 더 잘 쌓이게 하고, 이 지방에서는 더 많은 염증 매개 물질을 분비해서 결국 통증까지 유발한다.

반대로 부종이 잘 생기지 않는 몸은 수분대사가 잘 이뤄지고 있는 몸이고 장기의 기능이 원활하고 에너지의 대사도 좋아 쉽게 살찌지 않는 몸이 된다. 부종은 지방이 아니라 수분이지만 결국 지방과 염증이 쌓이기 쉽게 만들기 때문에 건강한 몸, 아름다운 몸을 만들기 위해서는 가장 먼저 부종을 타파해야 한다. 게다가 일반적으로 잘 붓는 사람들은 가지고 있는 잘못된 식습관이나 생활 습관은 살찌기 쉬운 생활 습관과도 일치하기 때문에 비만을 예방하기 위해서라도 붓지 않는 몸을 만드는 것은 중요하다.

당신이 꼭 알아야 하는 림프부종

일반적으로 부종은 매우 넓은 개념이고 병적인 원인에 의한 경우도 많다. 특히 심장이나 신장에 부전이 있는 경우 수분대사가 매우 저하되고, 간 기능이 나쁜 경우(간부전)에도 알부민의 생성이 저하돼서 삼투압 현상으로 인한 부종이 생기기 쉽다.

이런 질병으로 인한 부종이 아니라면 대부분의 부종은 림프부종이다. 림프부종이란 체액의 종류 중 하나인 림프액이 림프관에서 빠져나와 다른 조직으로 침투, 고이게 되는 현상이다. 림프순환은 심장과 같은 펌프 역할이 없기 때문에 순환이 정체되기 쉬워서 자주 발생한다.

보통 부종으로 고민하는 사람들은 여성이 많다. 여성들에게 부종이 생기기 쉬운 몇 가지 원인이 있는데, 첫 번째는 여성호르몬이다. 가임기 여성들은 월경주기에 따라 에스트로겐과 프로게스테론의 분비량에 주기적인 변화가 생긴다. 이러한 가임 관련 여성호르몬들은 월경주기와 관련된 부종을 유발하게 된다. 주로 나트륨과 수분의 저류를 동반해서 생기는 것으로 아랫배가 붓고 나오는 경우가 많고, 심한 경우는 다리나 손가락, 발가락까지 붓기도 한다. 부종이 너무 심해서 일상생활에 불편감이 동반되거나 부종뿐만 아니라 다른 월경전증후군 증상까지 동반이 된다면 저농도의 여성호르몬 보충 요법 등의 약물치료를 시도해볼 수 있다.

이외에도 여성은 남성에 비해 근육량이 적고 근력이 부족한 편이기 때문에 하체의 정맥 순환이 좋지 않아 생기는 림프부종도 많다. 특히 움직이지 않고 한 자세로 오래 서 있거나 앉아있다 보면 혈액이 하체로 몰리고 중력 때문에 정맥 순환이 잘되지 않아 혈액이 심장으로 돌아가지 못하고 정맥 내에 몰려있게 된다. 이렇게 되면 하지 정맥에 울혈이 된 혈액에서 림프관으로 수분이 이동하게 되는데, 이 체액은 결국은 세포와 세포 사이 간질조직에 축적되어서 하체 부종을 유발한다. 그래서 림프부종은 다리가 붓는 경우가 많다.

생활 습관으로 교정하는 림프부종

림프부종은 다행히도 쉽게 개선할 수 있다. 수술로 림프절 등을 절제한 경우가 아니라면 생활 습관 교정으로도 눈에 띄게 좋아질 수 있다. 가장 쉽게 도전해볼 수 있는 것은 림프 마사지다. 우리 몸에서 림프절이 모여 있는 부분은 주로 겨드랑이나 서혜부, 무릎 뒤처럼 접히는 관절 부위인데, 이 부분을 부드럽게 쓸어주거나 눌러주는 것이다. 다만 림프 마사지를 너무 세게 하면 오히려 림프절을 과도하게 자극해서 부종이 심해지거나 심하면 염증이 생길 수도 있어 주의가 필요하다. 과도한 힘을 쓰거나 뾰족한 기구로 누르는 것보다는 손가락이나 손날을 이용해서 부드럽게 마사지하는 것이 좋다.

평소 아침에 많이 붓는 사람이라면 식습관, 특히 저녁이나 야식을 체크해보자. 주로 짜고 기름진 음식을 많이 먹거나 너무 늦게 식사하는 경우, 야식을 즐겨 먹는 경우 아침에 일어났을 때 부종이 발생한다. 이때는 싱겁게 먹는 것이 중요하고, 나트륨의 재흡수를 막아 배출을 도와주는 칼륨이 풍부한 채소를 먹어야 한다. 또한 많이 부은 오전에는 기상 후에 체액 순환을 도와줄 수 있는 간단한 스트레칭과 가벼운 유산소 운동을 하면 빠르게 부기를 제거할 수 있다.

반대로 저녁에 많이 붓는 사람이라면 낮 동안의 활동을 체크해봐야 한다. 퇴근 무렵 아침에 신은 신발이 안 맞을 정도로 많이 붓는 사람들은 주로 한 자세로 오래 서 있거나 앉아있는 직업을 가지고 있는 경우가 많다. 한 자세로 오래 있지 말고 중간중간 자세를 바꿔주는 것이 중요한데, 이것이 어렵다면 화장실을 갈 때나 업무 중 잠깐 쉬는 시간에 틈새 스트레칭을 해주는 것이 좋다. 발뒤꿈치를 들었다 내리기를 반복하거나 무릎을 접었다가 펴면서 종아리와 허벅지의 근육을 움직여주면 근육이 정맥을 압박해서 정맥 순환을 도와주므로 부종을 완화할 수 있다.

그래도 많이 부어서 다리가 저리거나 불편감이 동반된다면 아예 누운 상태에서 다리를 심장보다 높게 들어 올리자. 이러한 자세를 취하면 정맥혈이 중력을 따라 심장으로 돌아갈 수 있게 순환을 도와준다. 또 저녁에 다리가 많이 붓는다는 것은 하체의 근력이 약하다는 의미이기도 하므로 평소 운동을 할 때 종아리나 허벅지 근력 운동을 꼭 챙겨서 하도록 하자.

평소 손이나 팔이 잘 붓는다면 주먹을 쥐었다가 폈다 움직이는 것도 좋다. 팔을 들어 올려서 기지개를 켜고 좌우, 앞뒤로 스트레칭하면 혈액 순환을 촉진하면서 겨드랑이 림프절도 자극해서 부종을 예방할 수 있다.

부기가 너무 심하면 이뇨제나 부종 제거에 좋다는 부기 차를 마시기도 한다. 물론 이런 방법은 빠르게 부종을 제거할 수는 있으나 부종을 유발하는 근본적인 원인을 교정해주지는 못한다. 게다가 이뇨제를 함부로 복용하면 혈압이 낮아지거나 신장 등에 무리가 갈 수 있고, 과도하게 먹으면 탈수를 유발할 수 있어 함부로 권하지 않는다.

따라서 근본적인 해결 방법인 생활 습관과 식습관을 교정하는 것부터 시작해야 한다. 부종으로부터 멀어지면 비만도 예방하고 탄력 있는 보디라인도 얻을 수 있다. 번거롭더라도 지금 당장 일어나서 스트레칭을 하는 것부터 시작해보자.

부종 down! 탄력 up! 소도구 이용

요즘은 건강에 관심을 가지는 사람들이 많아지면서 스트레칭을 하거나 근육을 풀어주기 위한 다양한 소도구들이 시중에 많이 나와 있다. 소도구들은 크기가 작아 공간을 많이 차지하지 않으면서도 맨몸으로 스트레칭하거나 마사지하는 것보다 효과적으로 우리 몸의 이완을 도와줄 수 있다. 특히 추천하는 소도구들을 소개한다.

① **폼롤러** 소도구 중 가장 유명한 것으로 동그란 기둥 모양처럼 생겼다. 바닥에 두고 신체 부위로 누르면서 폼롤러를 굴려주면 해당 부위 근육을 풀어주거나 림프절을 자극하는 데 효과적이다.

특별하게 힘을 가하지 않아도 신체 부위의 무게로 자연스러운 압박이 되므로 좀 더 편하게 마사지 효과를 볼 수도 있다. 근육이 많이 뭉치면 근막도 짧아지고 경화돼서 통점을 유발하는데, 폼롤러를 앞뒤로 문지르며 근막을 풀어주면 근육의 이완을 돕고 통점을 풀어주는 데도 좋다. 운동을 한 후에 근육을 풀거나 일과를 모두 마치고 잠들기 전 가볍게 근육을 이완시켜주기 위한 목적으로 특히 추천한다.

폼롤러는 직경도 다양하고 길이도 다양하다. 또한 폼롤러를 만드는 재료에 따라 본인에게 맞는 경도도 선택할 수 있고, 지압을 할 수 있게 요철이 있는 것과 매끈한 모양 중에서 선택할 수도 있다. 초보자에게 는 되도록 너무 단단하지 않고 탄성이 있는 재질로 등허리를 모두 받쳐 줄 수 있게 충분히 길이가 긴 것을 선택하는 것이 무난하다. 요철이 심 하게 있으면 롤링 과정에서 통증이 심할 수 있어 근육이 많이 뭉쳐 있 고 통증을 잘 느끼는 사람이라면 요철이 없는 매끈한 모양으로 먼저 시 도해보는 것이 좋겠다.

②**요가링** 땅콩 모양의 링으로 약간의 커브가 있는 형태의 물건을 말 한다. 따로 힘을 가하지 않아도 링을 종아리에 끼우고 움직이는 것만 으로도 근육에 자극을 주고 정맥 순환과 같은 체액 순환을 도울 수 있 어서 간편하게 종아리 부종을 완화할 수 있다.

다만 사람마다 종아리의 직경이 다르기 때문에 종아리에 끼웠을 때 너무 강한 압박이 느껴지거나 혈액이 통하지 않는다면 바로 제거하고 대신 그 위에 눕거나 앉아서 바닥을 이용해서 종아리 근육을 자극하는 것이 좋다.

요가링은 종아리 말고 발바닥의 통증을 완화하는 데도 효과적이다. 오목하게 들어간 부분을 밟고 앞뒤로 1*cm*씩 이동하면서 꾹꾹 밟아주 면 발바닥 전체에 자극을 주면서 발바닥의 피로를 완화할 수 있다. 또 한, 하루 종일 체중을 지탱하느라 지친 발의 근육도 시원하게 풀어줄 수 있다.

뒷목이나 어깨가 자주 아픈 사람이라면 요가링을 세로로 커브가 위를 향하게 둔 후에 견갑골이 닿도록 누우면 해당 부위가 매우 시원해질 것이다. 이때 어깨를 양옆으로 살짝 흔들면 좀 더 깊은 자극을 느낄 수 있다. 뒷목 뻐근함이 심하다면 의자에 앉거나 똑바로 일어선 상태에서 후두부 쪽 어깨 사이에 요가링을 끼우고 고개를 뒤로 신전시키는 것도 뒷목의 긴장도를 낮추고 승모근을 풀어주는 데 좋다.

③ **마사지 볼 & 마사지 스틱** 작은 테니스공 크기의 마사지 볼도 요즘 유행하는 소도구다. 공 두 개가 붙어 있는 땅콩 모양의 마사지 볼도 있다. 테니스공이나 골프공을 사용할 수도 있지만 크기나 경도를 고려했을 때 마사지 볼이 조금 더 자극 없이 시원하게 마사지를 도와줄 수 있다.

마사지 볼은 앞서 소개한 소도구들보다 크기가 훨씬 작아서 좀 더 작은 부위를 세밀하게 풀어줄 수 있다는 장점이 있다. 사이즈가 작은 만큼 압력을 크게 가할 수 있기 때문에 심부 근육까지 깊게 마사지가 가능하다.

오래 앉아있어서 허벅지 뒤 근육이 짧아져 있는 사람이라면 앉아있을 때 허벅지 안쪽에 마사지 볼을 하나씩 두고 앉는 것만으로도 허벅지 근육을 자극할 수 있다. 운동하다가 어깨를 다치거나 옆구리가 결릴 때도 해당 부위에 마사지 볼을 내고 충분히 눌러 압력을 가하면서 천천히 문지르면 뭉치거나 결린 부위를 효과적으로 풀어준다. 특히 사이즈가 작아서 발바닥이나 손바닥 같은 부위도 시원하게 풀어줄 수 있다.

④ **짐볼 & 짐볼 체어** 짐볼이나 짐볼 체어는 소도구치고는 크기가 좀 큰 편이다. 특히 짐볼은 직경을 선택할 수 있기 때문에 본인의 체구와 사용하는 용도에 맞춰서 사이즈를 고르면 된다.

짐볼은 말 그대로 공의 형태이기 때문에 짐볼을 이용해서 하는 운동은 균형 감각을 길러주는 데 좋다. 특히 짐볼에 앉아서 골반을 움직이거나 짐볼을 이용한 근력 운동을 하면 코어에도 힘을 주게 돼서 팔다리의 큰 근육들 말고도 복근이나 척추기립근 같은 코어 근육(속근육)을 단련시키는 데도 효과적이다. 작은 사이즈의 짐볼은 손으로 잡거나 가볍게 들어서 근력 운동을 할 때 무게를 더하는 용도로도 이용할 수도 있다.

짐볼 체어는 짐볼을 이용한 가구의 형태다. 받침대 위에 짐볼을 놓고 의자로 사용하는 것인데, 의자에 앉아서 작업할 일이 많은 학생이나 직장인들이 코어 근육을 단련하는 데 좋아 추천한다. 등받이가 따로 없고 둥근 공 모양이라 앉아서 자세를 유지하는 것만으로도 척추기립근이 자극되고, 중심을 잡고 다리를 올렸다 내렸다 반복하면 복근과 척추기립근에 모두 강한 힘이 들어간다.

짐볼 체어 중에는 탄력 밴드를 끼울 수 있는 형태도 있어서 이런 경우는 탄력 밴드를 이용한 좀 더 다양한 근력 운동이 가능하다. 의자에 낮아서 탄력 밴드를 잡고 머리 위로 올리거나 가슴 앞으로 들어 올리면 어깨의 삼각근을 단련할 수 있고, 머리 위로 들어 올린 채로 팔꿈치를 고정하고 뒤를 향에 손을 내렸다가 올리기를 반복하면 상완의 삼두근을 단련할 수 있다. 반대로 팔꿈치를 고정한 상태에서 얼굴을 향해 손을 올렸다 내리기를 반복하면 이두근 근력 운동이 된다. 이외에도 발바닥에 탄력 밴드를 끼우고 힙 업 운동이나 허벅지 운동을 하는 데도 효과적이다.

짐볼과 짐볼 체어는 근력 운동이 아니더라도 복부나 허리를 대고 스트레칭을 하기에도 적당하다. 허리의 커브를 유지한 채로 상체나 옆구리를 시원하게 늘려줄 수 있고 한쪽 다리를 접어서 골반 스트레칭을 하는 것도 매우 시원하다. 특히 추천하는 스트레칭 동작은 고관절을 접어서 손을 뻗어 짐볼에 두고 엉덩이를 하늘 방향으로 올리듯 척추를 늘려주는 방법이다. 이 방법은 척추와 하체를 동시에 늘려주고 이완시켜주기 때문에 한 번에 전신을 쭉 풀어줄 수 있어서 자주 애용하는 동작이기도 하다.

피부의 주적, 자외선

자외선은 피부의 주적이라고 한다. 그만큼 피부 건강에 있어서 좋지 않은 영향을 끼친다. 물론 적당량의 자외선은 비타민D를 합성해주고 멜라토닌이나 세로토닌 등 우리 몸에 필요한 호르몬과 신경전달물질의 분비도 촉진해서 건강에 긍정적인 역할을 해준다. 하지만 자외선은 양날의 검과 같다. 지속적으로 많은 양에 노출되면 피부를 빨리 늙게 하는 광노화를 유발하고 심하면 피부암을 유발할 수도 있다.

적을 알고 나를 알아야 백전백승이라고 했다. 자외선으로부터 소중한 나의 피부를 지키기 위해서는 일단 자외선에 대해서 정확하게 알아야 한다. 우리가 매일 쬐는 햇빛은 파장에 따라 크게 자외선, 적외선, 가시광선으로 나눌 수 있다. 이중 가시광선은 말 그대로 우리가 볼 수 있는 파장대의 빛을 의미한다. 무지개색이라고도 하는 빨주노초파남보로 표현할 수 있는데 빨간색에 가까울수록 파장이 길고 보라색에 가까울수록 파장이 짧다. 그래서 빨간색보다 더 긴 파장의 빛을 적외선, 짧은 파장인 보라색보다 더 짧은 파장의 빛을 자외선이라고 한다. 당연히 자외선과 적외선을 눈으로 볼 수 없다.

이중에서 자외선은 파장이 짧아서 전달되는 에너지가 크다. 우리의 몸에 닿았을 때도 이런 큰 에너지를 전달해서 앞서 설명한 것처럼 비타민D와 같은 필수 영양소를 합성하고 살균 작용을 하는 등 우리에게 이로운 작용도 한다, 그러나 과도할 경우에는 피부에 활성산소를 유발해서 피부 세포를 공격하고 콜라겐을 파괴해서 피부 노화를 촉진한다. 이것을 빛에 의한 노화라는 의미로 광노화라고 부른다(사실 자외선으로 인한 광노화는 피부에만 영향을 주는 것이 아니라 노출된 신체 부위 어디든 영향을 줄 수 있으며, 자외선에 과도하게 노출된 안구는 백내장이 생기기 쉽고 망막 손상도 유발할수 있다).

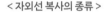

< 자외선 복사의 종류 >

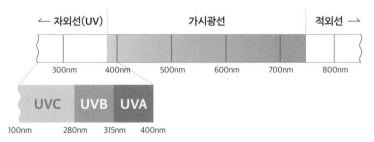

조금 더 자세히 알아보자. 자외선은 좀 더 세부적으로 A, B, C 세 종류로 나뉜다. 빛은 파장이 짧으면 전달되는 에너지가 크지만 투과력이 낮고, 파장이 길면 에너지가 낮지만 투과력이 큰 경향이 있다. 이중 파장이 가장 짧은 자외선 C는 투과력이 약해서 대기권에서 흡수되므로 지표면에는 도달하지 않는다. 때문에 지상에서 관여하는 자외선은 A와 B 두 가지 종류라고 보면 된다.

자외선 B가 A보다 파장이 짧다. 따라서 파장이 짧은 자외선 B는 피부에 닿으면 표피로 큰 에너지를 전달하므로 우리가 뜨겁다고 느끼게 되고 일광 화상을 유발하기도 쉽다. 여름에 휴가를 가서 해변에서 신나게 놀다 보면 까맣게 타다 못해 피부에서 열이 나고 붉어지고 심해지면 표피가 벗겨지는 경험, 많이 해봤을 것이다. 이것이 바로 자외선 B로 인한 일광 화상이다. 하지만 자외선 B는 파장이 짧기 때문에 피부 깊숙하게 침투하지는 못하고 주로 피부 표피에 머물며 손상을 유발한다.

그에 비해 자외선 A는 B보다 파장이 길어서 침투력이 좋다. 그래서 얇고 성긴 여름 의류나 섬유를 투과할 수 있고, 창문을 투과해서 실내로도 침투할 수 있다. 물론 에너지는 작기 때문에 피부를 붉게 만드는 홍반 형성 능력 자체는 자외선 B에 비해 1/1000밖에 되지 않지만, 햇빛 속에는 자외선 A가 자외선 B에 비해 보통 10~100배 정도 많이 포함되어 있어 무시할 수는 없다.

게다가 자외선 A는 피부 표피를 투과해서 진피까지 깊숙하게 침투하고, 멜라닌 세포를 자극해서 멜라닌 색소를 합성하도록 유도한다.

그렇기 때문에 피부를 타게 만들거나 얼룩덜룩해 보이게 만드는 것은 물론, 보기 싫은 기미나 주근깨, 잡티를 유발하는 주범이다. 여름휴가를 가서 줄무늬 패턴의 티셔츠를 입고 하루 종일 야외 활동을 할 때 줄무늬 패턴과 같은 모양으로 피부가 타는 경험 해보았는가. 이것이 투과력이 좋고 멜라닌 세포를 자극하는 자외선 A로 인한 현상이다.

자외선은 A와 B는 이렇게 각각의 특성은 다르지만 모두 피부 세포의 DNA를 손상시켜 피부암을 유발하는 1급 발암 물질이기도 하다. 피부암은 자외선에 노출되었다고 급성으로 생기는 것은 아니고 과도하게 오랜 시간 노출될 경우, 자외선의 영향이 피부에 축적되어 결국 피부암을 유발할 수 있다. 피부암을 예방하고, 피부의 광노화를 예방하는 가장 좋은 방법은 평소 자외선을 잘 차단하는 것인 만큼 자외선 차단제를 잘 바르는 습관은 피부 건강에 있어 매우 중요하다.

자외선 차단제, 어떻게 골라야 할까?

자외선 차단제는 1급 발암 물질인 자외선을 간단하지만, 효과적으로 차단할 수 있는 방법이다. 자외선 차단제를 고르다 보면 두 가지 수치가 눈에 띌 것이다. 바로 'SPF 지수'와 'PA 지수'가 그것이다.

쉽게 말하면 SPF 지수는 자외선 B를 차단하는 지표이고, PA 지수는 자외선 A를 차단하는 지표라고 생각하면 된다. 당연히 두 지수가 모두 중요하다. 보통 일상생활을 할 때는 SPF 30 이상, PA 2+ 이상의 제품이면 충분하고, 장기간 야외 활동이 예정되어 있다면 SPF 50 이상,

PA 3+ 이상의 제품을 추천한다. 내 피부가 잘 타는 타입이라면 PA 지수를 좀 더 따져보는 것이 중요하고, 일광화상을 잘 입는(이른바 피부가 익는) 피부 타입이라면 SPF 지수를 꼼꼼하게 따져서 선택하는 것만으로도 충분하다.

하지만 이 두 가지 수치만으로 자외선 차단제를 고르는 것은 불완전하다. 실제로 자외선 차단제를 사용하다 보면 너무 끈적여서 사용하지 못하겠다는 경우나, 눈이 따갑거나 자극이 있는 경우, 혹은 하얗게 얼굴이 뜨는 것 때문에 창피해서 못 바르겠다고 하는 등 다양한 이유로 불편감을 호소하는 경우가 많다. 이런 불편감이 있다면 자외선 차단제의 기전과 제형에 대해서도 알아야 한다.

① **물리적 자외선 차단제와 화학적 자외선 차단제를 구분하라** 자외선 차단제는 자외선을 차단하는 기전에 따라 크게 두 가지로 나눌 수 있다. 물리적 자외선 차단제인 무기자차와 화학적 자외선 차단제인 유기자차가 그것이다.

	물리적 자외선 차단제	화학적 자외선 차단제
원리	자외선을 피부 표피에서 물리적으로 반사시켜 피부를 보호	피부로 오는 자외선을 유기 성분이 흡수해 열에너지로 전환시켜 피부를 보호
성분	징크옥사이드, 티타늄디옥사이드	옥시벤존, 아보벤존, 옥티녹세이트, 옥토크릴
장점	바르는 즉시 효과를 볼 수 있고 피부 자극이 적다.	사용감과 발림성이 좋고, 백탁 현상이 없다. 또한 일반적으로는 물리적 자외선 차단제에 비해 차단력이 좋은 편이다.
단점	발림성이 좋지 않고, 백탁 현상이 동반된다.	햇빛을 보기 최소 30분 전에 미리 발라두어야 하며, 화학성분들로 인해 피부 자극이 있는 편이라 피부가 예민한 사람에게는 자극적일 수 있다.

물리적 자외선 차단제는 자외선을 피부 표피에서 물리적으로 반사시켜 피부를 보호하는 기전으로, 피부 위에 무기질 원료로 얇게 방어벽을 쳐서 피부로 아예 흡수되지 못하게 막는 원리다. 물리적으로 자외선을 차단하기 때문에 바르는 즉시 효과를 볼 수 있고 피부 자극이 적다는 것이 장점이다.

그러나 피부에 흡수되는 것이 아니라 피부 겉에 막을 형성하다 보니 얼굴에 발랐을 때 발림성이 좋지 않고 무기질 성분 때문에 하얗게 얼굴이 떠 보이는 백탁 현상이 동반되는 경우가 많다. 보통 자외선 차단제를 바르는데 잘 펴 발리지 않고 뻑뻑한 느낌이 들고 많이 발랐을 때 얼굴이 하얗게 떠 보인다면 무기자차일 확률이 높다.

무기자차는 자외선 차단제를 바르면 눈이 맵다고 하는 사람들이나 피부가 예민하거나 트러블이 많은 사람에게 추천한다. 자외선 차단제 뒷면의 성분표에 '징크옥사이드', '티타늄디옥사이드'와 같은 광물 성분명이 적혀 있는 제품을 고르면 된다.

화학적 자외선 차단제는 피부로 오는 자외선을 유기 성분이 흡수해 열에너지로 전환시켜 피부를 보호하는 기전이다. 화학 성분이 피부로 스며든 다음에 작용하기 때문에 얼굴에 발랐을 때 발림성이 좋고, 하얗게 뜨지도 않기 때문에 화장을 하는 여성들이 선호하는 편이다. 또한 일반적으로는 물리적 자외선 차단제에 비해 차단력이 좋은 편이라는 것도 장점이다.

하지만 화학적 자외선 차단제도 단점은 있다. 바르자마자 효과가 바로 나타나지 않기 때문에 햇빛을 보기 최소 30분 전에 미리 발라두어야 한다. 또한 화학성분들로 인해 피부 자극이 있는 편이라 아토피피부염과 같은 피부질환이 있거나 피부가 예민한 사람에게는 자극적일 수 있다. '옥시벤존', '아보벤존', '옥티녹세이트', '옥토크릴' 같은 성분이 대표적이니 화학적 자외선 차단제를 찾는다면 이러한 성분을 확인하면 된다. 또 요즘은 각각의 단점을 극복하기 위한 혼합자차도 있으니 참고하자.

② 상황에 따라 달라지는 자외선 차단제 제형 자외선 차단 지수와 차단 기전을 알았으면 마지막으로 적절한 제형을 고르자. 기초화장품에 토너, 에센스, 로션, 크림이 있는 것처럼 자외선 차단제도 스프레이, 에센스, 로션, 크림, 밤(스틱) 등 다양한 제형들로 출시되고 있다. 뒤로 나열한 제형일수록 오일의 함량이 높으니 피부 타입에 잘 맞는 제형을 선택하는 것이 좋다. 지성 피부는 상대적으로 오일의 함량이 낮고 수분감이 좋은 에센스나 로션 타입이 좋고, 건성 피부는 크림이나 밤 타입이 오일의 함량이 높아 보습막을 형성해주므로 잘 맞는다.

이러한 제형은 피부 타입 말고도 바르는 부위에 따라서도 고려하는 것이 좋다. 얼굴이나 손등같이 좁은 부위는 어떤 제형이건 편하게 사용할 수 있지만 면적이 넓은 몸은 상대적으로 발림성이 좋은 스프레이나 에센스, 로션 타입이 바르기 편하다. 다만 스프레이나 에센스처럼 발림성이 좋은 제품은 충분한 양이 두껍게 발리지 않아 자외선 차단 효과가 떨어질 수 있다. 두세 차례 덧발라서 차단 효과를 충분히 볼 수 있도록 하자.

이렇게 각각의 장단점을 잘 알고 있으면 나에게 잘 맞는 자외선 차단제를 고르기도 쉬워진다. 하지만 피부 컨디션은 개인별로 다르고, 같은 피부 타입이라고 해도 예민도나 생활 패턴 등은 모두 다르므로 선택이 어렵다면 샘플을 받아서 2~3일 정도 먼저 사용해보고 고르는 것도 좋다.

이제 내 피부에 맞는 자외선 차단제를 찾았다면 매일매일 잘 발라주기만 하면 된다. 다만 자외선 차단제는 오전에 한 번 발랐다고 끝이 아니라 2~3시간에 한 번씩 덧발라줘야 한다. 피지나 땀 등에 의해 잘 제거되므로 점심 식사 후 한 번 정도는 깨끗하게 씻은 손으로 덧발라주자. 특히 피부암이 호발하기 쉬운 코나 광대는 더욱 신경 써서 발라주고 목이나 손등도 잊지 말아야 한다.

자외선 차단제를 바르지 못하는 눈이나 입술도 보호가 필요하다. 자외선이 강한 날이거나 긴 야외 활동이 예정되어 있다면 선글라스나 모자, 양산을 이용해서 좀 더 효과적으로 자외선을 차단하는 것이 좋겠다.

피부 관리의 마무리는 클렌징

메이크업은 하는 것보다 지우는 것이 더 중요하다는 말이 있다. 과언이 아니다. 피부를 덮고 있는 색조 화장이나 피지, 먼지와 같은 노폐물을 깨끗이 지워야 피부 자극을 줄이고 피부가 진정과 재생 작용을 제대로 할 수 있다.

특히 앞서 강조한 대로 자외선 차단제를 꼼꼼히 바르고 있다면 클렌징 역시 신경 써서 해야만 한다. 별다른 색조 화장을 하지 않았다고 해도 자외선 차단제를 발랐다면 이중 세안을 하는 것이 좋다. 화학적 자외선 차단제는 피부에 자극이 될 수 있으므로 세안을 통해 제거해야 하고, 물리적 자외선 차단제도 피부 자극은 적다고 하나 무기질 성분이 모공을 막을 수 있어서 꼼꼼한 세안은 필수이다.

아무것도 바르지 않은, 또는 기초화장품만 바른 피부라고 해도 일정 시간이 지난 뒤에는 피부로 분비된 땀이나 피지가 공기 중의 먼지나 유해 물질과 엉켜 피부를 자극하고 모공을 막을 수 있기 때문에 세정력이 너무 강하지 않은 세안제를 사용해서 세안해야 한다. 폼 클렌저와 같은 세안제는 피부에 자극이 적으면서 피부 본연의 pH(산도)를 유지할 수 있는 약산성 세안제를 추천한다.

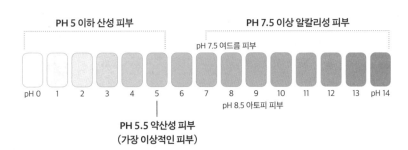

< PH 지수 >

PH 5 이하 산성 피부   PH 7.5 이상 알칼리성 피부

pH 7.5 여드름 피부

pH 0 1 2 3 4 5 6 7 8 9 10 11 12 13 pH 14

pH 8.5 아토피 피부

PH 5.5 약산성 피부
(가장 이상적인 피부)

우리의 피부는 pH5.5~6.5 정도의 약산성의 산도를 띈다. 피부가

정상 산도를 벗어나 알칼리화되면 표피의 피부장벽 즉, 피부를 보호하는 기능이 약해지고 염증이 생기기도 쉬워진다.

우리가 흔히 사용하는 거품이 풍부하고 세안 후 뽀득뽀득한 느낌을 주는 세안제는 알칼리성이 대부분이다. 알칼리성 세안제는 거품이 잘 나고 뽀득뽀득한 느낌이 개운하다고 선호하는 사람들이 많지만 사실 이 뽀득뽀득한 느낌은 내 피부장벽이 씻겨나가는 느낌이라고 보면 된다.

우리의 피부 가장 바깥을 구성하는 표피층은 그 위에 피지가 적당량 분비되어서 피부를 보호하는 보습막과 같은 역할을 한다. 피부 가장 외부에 있는 피지와 각질층이 일종의 보습막 역할을 해주기 때문에 외부 유해 물질이 피부 속으로 들어오지 못하게 하고 피부 내의 수분과 영양소가 외부로 빠져나가지 못하게 지켜준다. 그러나 알칼리성 세안제에 포함된 강력한 합성계면활성제 성분은 우리 피부에 필요한 피지막까지 모조리 다 제거해버리기 때문에 뽀득한 느낌이 나는 것이고, 결과적으로 내 피부를 보호하는 장벽을 없애버리는 잘못된 세안을 하게 만든다.

이런 단점을 보완할 수 있는 것이 약산성 클렌저다. 다만 약산성 클렌저도 단점은 있다. 세정력이 약하다는 것. 그래서 기초화장품만 바르거나 민얼굴에는 약산성 클렌저 단독으로도 괜찮지만 색조 화장을 하거나 자외선 차단제를 바른 경우에는 부족한 세정력을 채워줄 1차 클렌징이 선행되는 것이 좋다.

집에서 손쉽게 따라 하는 꿀 피부 관리법

시중에 판매되는 많은 기초화장품이 주름 개선이나 미백 기능성을 내세워서 홍보한다. 이 제품 하나면 반짝반짝 빛나는 여배우의 피부가 될 수 있다고 말한다. 하지만 과연 그럴까?

사실 그렇지만은 않다. 우리의 피부는 흡수 기관이 아니라 방어 기관이기 때문이다. 나의 몸을 내부와 외부로 경계 지어주는 장기는 피부와 점막이다. 따라서 점막과 피부는 방어 기능을 가지고 있다.

피부는 그대로 노출된 특성상 외부의 유해 물질이나 유해균이 나의 몸 안으로 들어오지 못하는 방어 기능에 더 충실하다. 피부에 물을 몇 방울 떨어뜨려 보면 흡수되지 않고 방울방울 맺히는 것을 볼 수 있는데 이러한 특성 때문이다. 그래서 좋은 화장품을 바른다고 해도 실질적으로 내 피부 안으로 흡수되어 들어오는 양은 적을 수밖에 없다.

그렇다면 화장품의 흡수율을 조금 더 늘리기 위한 방법은 무엇일까? 물론 이런 한계점을 극복하기 위해 '리포좀'이라는 이동 물질을 이용하거나 나노 사이즈로 입자 크기를 줄이는 등 새로운 기술의 화장품들도 나오고 있다. 하지만 제품의 선택이 아니라 내 피부를 준비시켜주는 것도 중요하다.

피부 관리의 첫 단계, 피부 표면 정리

화장품의 흡수력을 높이고 홈 케어의 효과를 극대화하려면 피부 표면을 정리해주는 것이 중요하다. 우리의 피부는 표피, 진피, 그리고 피하 지방이라고도 하는 피하 조직으로 구성되어 있다. 이 중 가장 바깥쪽에 존재하는 것이 표피다. 진피는 콜라겐, 엘라스틴 등의 탄력섬유와 히알로론산과 같은 보습인자들로 주로 구성이 되어 있고 피부 부속기들이 존재하고 있어 피부에서 가장 중요한 역할을 한다.

이런 진피를 지지해주는 조직이 피하 조직, 또는 피하 지방층이고 진피를 보호해주는 조직이 표피이다. 표피의 가장 바깥쪽은 각질층으로, 죽은 피부 세포들로 구성이 되어 있다. 오래된 표피 세포는 질긴 섬유성 방수 물질인 '케라틴(keratin)'이라는 단백질로 채워지는 각질화를 거쳐 단단해지며, 서로 밀착된 죽은 세포들로 구성된 각질층이 형성된다.

각질층은 적절한 양이 반드시 존재해야 우리 피부를 보호하는 기능을 수행할 수 있지만 각질층이 어떤 원인에 의해 너무 많이 생성된다면 문제가 생긴다. 자가면역질환의 일환으로 면역세포가 피부를 공격해서 각질을 과도하게 만들어내기도 하고(건선, 지루성피부염), 지나치게 건조한 환경으로부터 피부 속 수분을 지키기 위해서 각질층을 더 두껍게 생성하기도 한다.

이렇게 과도해진 각질은 피부를 얼룩덜룩해 보이게 만들고 피부결을 거칠게 만들며, 심하면 때처럼 밀리거나 뜯어져 나오기도 한다. 이렇게 각질이 두꺼워져 있다면 당연히 화장품의 흡수율도 떨어질 수밖에 없다. 즉, 화장품의 흡수력을 높이려면 각질세포 상태를 정상적으로 만드는 것이 가장 중요하다.

가장 좋은 방법은 수분이 충분한 피부로 만드는 것이다. 특히 피부가 건조하면 피부 속 수분을 지키기 위해 더 많은 각질을 만들고 더 많은 피지를 분비한다. 게다가 건조한 피부는 각질만 유발하는 것이 아니다. 건조함이 심해지면 가려움증을 유발하기도 하고, 더 심하면 피부장벽이 무너져서 건조성 피부염을 유발할 수도 있다.

보통 피부가 건조하다고 하면 보습제만을 덧바르는데 세안부터 확인해야 한다. 위에서 언급한 것처럼 일반적으로 많이 사용하는 알칼리성 세안제는 피지를 과도하게 제거하고 피부에 자극을 주기 때문에 피부를 더 건조하게 만들 수 있다. 또한 피부 타입에 따라 너무 자주 세안제로 세안하거나 샤워를 자주 하는 것, 피부에 거품을 오래 방치하는 것도 피부를 건조하게 만들 수 있고, 뜨거운 물로 세안이나 샤워하는 습관 역시 피부를 건조하게 만든다.

물로 씻고 나서 기초제품을 바르는 데까지의 시간도 중요하다. 씻은 직후는 피지가 제거되어서 피부가 건조해지기 쉬운 시간이다. 세안 후 기초화장품을 바로 바르지 않고 시간이 지나면 피부는 건조해지고 건조한 피부 때문에 빠르게 각질이 일어나고 피지 분비가 많아진다. 이미 피지 때문에 기름진 피부에 수용성 성분이 대부분인 에센스나 앰플을 바른다고 해도 기름막 위에 물을 뿌리는 격이라 화장품의 수분과 유효성분은 피부 속으로 들어가지 못한다. 되도록 재빨리 토너와 에센스 같이 수분감이 풍부한 제형의 기초화장품을 발라서 수분을 충전해주고 충분히 흡수시킨 후 수분이나 영양분이 날아가지 않게 좀 더 오일

함량이 높은 로션이나 크림으로 마무리해주는 것이 좋다.

평소 피부에 건조함을 느낀다면 미스트를 뿌리는 경우도 많다. 평상시의 피부는 피지로 인해 기름막이 형성되어 있는 상태다. 그 위에 그냥 미스트를 뿌리는 것은 큰 효과를 보기 어렵다. 기름종이나 미용 티슈로 가볍게 과도한 피지를 제거한 후 미스트를 뿌리고, 뿌린 이후에도 방치하지 말고 깨끗한 손으로 톡톡 두드려서 최대한 흡수시켜주는 것이 좋다.

건성 피부라면 흡수시킨 수분이 날아가지 않게 로션이나 크림을 소량 손바닥에 발라서 얼굴 곳곳을 가볍게 눌러주면 보습막을 형성해서 좀 더 촉촉한 피부를 유지할 수 있다. 시트팩을 사용할 때는 시트팩이 마르기 전에 제거하고, 남은 에센스를 두드려서 흡수한 후 역시 로션이나 크림으로 마무리해주어야 한다.

이렇게 수분관리를 잘 해주는데도 각질이 계속 눈에 띈다면 그때는 조심스럽게 과도한 각질을 제거해볼 수 있다. 각질을 제거하는 데 물리적으로 제거하는 스크럽제나, 화학적으로 각질을 녹여내는 필링 방법을 사용할 수 있다. 집에서 홈 케어로 각질을 제거할 때는 스크럽제를 추천한다. 화학적으로 각질을 녹여내는 필링 방법은 산성 제품을 이용하는 경우가 많아 피부 자극이 심할 수 있고, 피지를 적정량 녹여내는 기술도 부족하기 때문에 피부가 오히려 더 예민해질 수 있어서 되도록 병원에서 전문가에게 관리받는 것이 좋다.

스크럽제를 사용할 때는 입자의 크기나 성분을 잘 선택해야 한다.

몸 피부는 각질층이 두꺼운 편이라 입자가 굵은 제품을 사용해도 괜찮지만, 얼굴에 입자가 굵은 제품을 사용하면 각질만 제거하는 것이 아니라 피부에 상처를 내서 염증을 유발하거나 피부를 붉고 예민하게 만들 수 있다. 되도록 입자가 곱고 부드러운 제품을 사용하는 것이 좋고, 힘을 줘서 문지르지 말고 손가락 끝에 힘을 뺀 채로 가볍게만 롤링해주는 것이 좋다.

적절한 주기는 피부 타입에 따라 다른데 예민하거나 건성 피부는 2~4주에 한 번 정도, 지성 피부는 1~2주일에 한 번 정도가 적당하다. 각질 제거한 이후에는 보습에 두세 배 더 신경 써야 한다. 제거된 각질 때문에 피부를 보호해주는 효과가 적은 시기이므로 충분한 보습제를 사용하고, 자외선 노출도 줄여야 피부가 정상적으로 회복될 수 있다.

Epilogue

마침내 이루어낸 건강한 아름다움

초등학교 시절 나의 꿈은 소설가였다. 초등학교 학생기록부를 살펴보면 장래 희망에 늘 소설가, 또는 국문학과 교수라고 적혀 있다. 그러다 중학교에 진학하면서 시교육청의 과학영재반으로 뽑히게 되었고, 이를 계기로 자연스럽게 이과로 진학해 의사가 되었다. 그리고 어릴 때 고이 간직했던 나만의 꿈은 잊고 살았다.

이 책을 쓰는 과정에서 잠시 묻어 두었던 어릴 때 꿈이 생각났다. 그때 꿈꾸던 예술가, 소설가의 삶은 아니지만 의사로서의 역할을 벗어나지 않으면서 작가로 데뷔하게 되다니! 새삼 이 직업이 매우 설레고 멋지게 느껴졌다. 내가 그동안 살아온 삶이 나를 여기까지 이끌어준 것이리라. 그동안의 노력이 뿌듯했고 그 결과가 만족스러웠다. 스스로가 자랑스러웠고 더 아껴줘야겠다고 생각하기도 했다.

이 책을 읽는 독자들도 같은 마음이기를 바란다. 책에서 계속 생활 습관을 강조하고 잘못된 생활 습관을 교정하라고 하지만, 그것이 현재 여러분의 생활과 습관을 무조건 져버리고 반성하라는 것은 아니다. 지금 여러분의 생활을 되돌아보며 내가 어떤 삶을 살아서 이런 습관이 생겼는지를 확인해보고 그런 과거의 나도 존중하고 아껴주길 바란다. 그러면서도 이런 소중한 내가 미래에 더 아름답고 건강할 수 있도록 현재의 습관들을 차근차근 고쳐나가길 소망한다.

살면서 많은 사람을 만나고 그들과 대화하다 보면 의사로서 느끼는 가장 안타까운 부분이 개별화를 잘하지 못한다는 점이다. 한국 사회의 특성 때문일까? 우리는 개개인의 특성과 상황을 존중하고 이해하기보다는 대세라고 하는 큰 틀에 맞춰서 남들과 다르지 않게 살아가는 것을 중요시한다.

하지만 우리는 모두 서로 다르다. 개별적인 특성을 이해하지 못한다면 그에 맞는 치료나 계획도 어렵다. 아름다움도 마찬가지다. 일괄적인 미의 기준에 맞춰 유행하는 뷰티 팁, 다이어트 팁을 무조건적으로 받아들이기보다는 개인별로 특화된 미의 기준과 맞춤 팁이 필요하다. 그러기 위해서는 무엇보다 본인을 잘 알아야 한다.

이 책의 많은 분량을 현재 나의 상태를 파악하는 방법을 찾는 데 할애한 것도 이런 이유에서다. 본인을 먼저 제대로 파악해보자. 나에 대해 꼼꼼하게 알아가면서 나를 사랑하고 아껴주는 법도 같이 알아갔으면 한다. 그래야 소중한 나를 위해 더 나은 습관을 만들고 더 아름답고 건강해지려는 노력을 할 수 있을 테니까.

나 역시 10대, 20대 때 사회에서 유행하는 미의 기준에 나를 맞추려고 열심히 꾸몄던 시절이 있다. 진한 스모키 메이크업을 하고 유행하는 옷을 입겠다고 무리한 다이어트를 해보기도 했다. 이때의 나는 나를 사랑할 줄 몰랐다. 나에게 만족하지 못하고 끊임없이 다른 사람들과 비교하고 스스로를 질책하고 어울리지도 않는 유행으로 나를 꾸몄다. 그럼에도 불구하고 늘 뭔가 부족했다.

지금의 나는 그때보다 나이도 더 들고, 체중도 더 나가고 피부의 탄력도 떨어졌지만 훨씬 더 아름답다고 느낀다. 비로소 나를 사랑하고 나를 제대로 들여다볼 줄 알게 되어서 나에게 맞는 아름다움도 알게 되었다. 나의 체력에 맞는 체중과 체형을 유지하기 위한 노력을 하고, 진한 화장보다는 피부 본연의 건강함을 찾는 데 더 많은 투자를 하며, 변화된 상황에도 당황하지 않고 다시 자기관리를 위한 계획을 짜서 시행할 수 있다.

이 책을 읽는 독자들도 같은 경험을 하기를 바란다. 이 책을 통해서 독자들이 본인을 되돌아보고 본인을 사랑하고, 본인에게 맞는 건강한 미의 기준을 확립해서 느릴지라도 꾸준하게 진정한 아름다움을 찾아가는 정석의 방법을 찾기를 감히 바라본다.

나는 매일 예뻐지고 있다

민혜연의 가인 비책

초판 1쇄 발행 2023년 5월 1일

지은이 민혜연
펴낸이 박성인

책임편집 강하나
마케팅 김멜리띠나
경영관리 김일환
디자인 213ho

펴낸곳 허들링북스
출판등록 2020년 3월 27일 제2020-000036호
주소 서울시 강서구 공항대로 219, 3층 309-1호(마곡동, 센테니아)
전화 02-2668-9692 | **팩스** 02-2668-9693
이메일 contents@huddlingbooks.com

ISBN 979-11-91505-28-3(13510)